以医院为基础的新发重大传染病预警、应对和运营优化

主编 乔杰

北京大学医学出版社

YI YIYUAN WEI JICHU DE XINFA ZHONGDA CHUANRANBING
YUJING YINGDUI HE YUNYING YOUHUA

图书在版编目（CIP）数据

以医院为基础的新发重大传染病预警、应对和运营优化 /
乔杰主编 . —北京：北京大学医学出版社，2022. 1
ISBN 978-7-5659-2512-2

Ⅰ . ①以… Ⅱ . ①乔… Ⅲ . ①医院－传染病防治－卫
生管理 Ⅳ . ① R184

中国版本图书馆 CIP 数据核字（2021）第 199707 号

以医院为基础的新发重大传染病预警、应对和运营优化

主　　编：乔　杰
出版发行：北京大学医学出版社
地　　址：（100191）北京市海淀区学院路 38 号　北京大学医学部院内
电　　话：发行部 010-82802230；图书邮购 010-82802495
网　　址：http：//www.pumpress.com.cn
E-mail：booksale@bjmu.edu.cn
印　　刷：中煤（北京）印务有限公司
经　　销：新华书店
责任编辑：靳　奕　责任校对：靳新强　责任印制：李　啸
开　　本：880 mm×1230 mm　1/32　印张：8.125　字数：192 千字
版　　次：2022 年 1 月第 1 版　2022 年 1 月第 1 次印刷
书　　号：ISBN 978-7-5659-2512-2
定　　价：35.00 元

编者名单

主　　编　乔　杰

副 主 编　计　虹　王媛媛　刘温文　吴昕霞　宋　洁

编　　者（按姓氏笔画排序）

马　茹　王子阳　王少利　王梦莹　王媛媛

计　虹　孔　菲　朱立力　乔　杰　刘温文

闫丽盈　孙　震　李　钦　李　翔　杨　丽

吴昕霞　宋　洁　张　帆　张文丽　张会芝

张敏佳　陈吴康　周　瑞　周庆涛　周虎子威

郑丹妮　赵荣生　胡何晶　钟　源　胥雪冬

贾　末　徐　懋　韩鑫明　温晗秋子　翟辉辉

主编简介

　　乔杰，中国工程院院士，北京大学医学部主任，北京大学第三医院院长。现任国家妇产疾病临床医学研究中心主任，国家产科专业医疗质量管理与控制中心主任，中国女医师协会会长，中华预防医学会副会长，中国医师协会生殖医学专业委员会主任委员等。作为我国生殖医学领军人物，不断探索疑难疾病诊疗、出生缺陷防治新方法，守护妇儿全生命周期健康，作为第一或责任作者在 *New England Journal of Medicine*、*Lancet*、*Cell*、*Nature* 等顶尖杂志发表多篇有国际影响力的文章，并获国家科学技术进步奖二等奖等多项奖励。援鄂期间，多次赴一线调研新型冠状病毒在妇幼方面的影响及母婴垂直传播的风险性，并积极投入新型冠状病毒肺炎诊疗方案制定等工作。

　　自 2012 年担任北京大学第三医院院长以来，坚持推进医改，探索医院集团化发展；创设医学创新研究院，促进临床、科研、转化"三位一体"；推动信息化建设与人文关怀保驾护航；以平均住院日管理为抓手，使医院运营高效有序，医院服务质量和数量均居北京市前列。新冠肺炎疫情期间，作为北京大学援鄂抗疫医疗队领导组组长率队冲锋在前，第一时间投入传染病房改造工作，连续两次开辟全新危重症救治单元，率先收治病患。以提高救治率，降低病死率为主要目标，深入病房一线，积极开展救治。在诊疗、护理、感控三方面齐头并进，紧抓医疗质量安全。始终坚持医院感控和复工复产两手抓，坚持院感督查，并持续增强核酸检测能力，倡导科学分流、合理布局；同时保障重点医疗服务需求，以时间换空间，高效合理复工复产，并大力推进互联网医疗。为疫情防控及复工复产做出了贡献。

前　言

　　新冠肺炎疫情是一次重大突发公共卫生事件，对我国医疗卫生体系提出了严峻挑战，也对我国社会经济等众多方面造成了巨大冲击。虽然我们有 2003 年"非典"疫情的应对经验，并在之后聚焦公共卫生应急管理体系建设做了大量工作，但经验不是万能的，风险也总会走在我们前面。所以，在世界疫情依然持续，我国已进入"疫情防控常态化"的当下，反思并不断调整全链条及各环节管理应对方式，积极弥补疫情中暴露出的问题意义重大。

　　作为发现、报告和诊治传染病患者的前哨单位，医院在新发重大传染病防控体系中具有重要地位。目前，我国传染病专科医院数量为 417 家。自 2018 年起，全国所有二级以上医院也均要求设立疾病预防控制科室作为防控建设体系的一部分，这对各级医院的传染病应对提出了更高要求。因为传染病医院作为常见"已知"传染病的首诊单位对病情在一定程度上尚可掌握，但其他各级医院作为"未知"新发传染病的首诊单位该如何发挥"守门人"的作用，是非常值得我们不断规划、尝试和完善的。当然，在明确"应收尽收""应检尽检""应治尽治"等策略，明确设立方舱、根据病情分类诊疗等手段，以及各地医疗资源补充、驰援后，整体救治形势很快得到了逆转，但整体情况对整个应急管理体系和医疗机构本身都产生了较大冲击和警示。对于医院这个救治主体而言，如何变革传染病防控理念？如何调整医院内部架构以满足传染病防控需要？如何持续更新信息系统统一建设并与上级联动？如何保持诊断方法有可持续性技术创新？如何保障治疗方法多学科融合提升和个体化对因施治？这些问题都是我们在当下以及后续长期工作中需要持续探索、坚定践行的内容。因此，为启发更多医疗机构管理者和临床从业者对以医院为基础的新发重大传染病预警、应对和运营优化这一问题的深入思考，为助力我国整体传染病应急防控体系的不断完善，我们将理论、实操和分析相结合，综合研判，精心编写了此书，希望大家都能有所收获。

在本书出版之际，我首先要向奋战在全国新冠肺炎疫情抗疫一线的所有医务工作人员致敬！同时感谢本书所有编写人员的努力和付出，感谢北京大学医学出版社靳奕老师在本书撰写和出版过程中提供的指导和帮助，感谢国家自然科学基金委员会（基金号：72042013）和首都卫生发展科研专项（基金号：首发 2021-1G-4091）为本书撰写和出版提供基金支持。

限于作者水平，本书难免有缺点、错误和不足之处，在此恳请阅读此书的专家、同仁和广大读者批评指教，以期进一步改正和完善。

乔杰

2021 年 3 月

目　录

第一章

绪　论

第一节　新发传染病的定义及全球流行情况

新发传染病（emerging infectious disease，EID）是指在某一特定人群中新出现的或既往已经存在，但发病率或影响范围迅速增加的感染性疾病，其病原微生物种类复杂，包括病毒、细菌、立克次体、衣原体、螺旋体及寄生虫等。根据新发传染病的起因和特点，可将其大致归纳为 5 个类型：一是既往已知传染病扩散到新的地区和人群；二是既往已知疾病被发现是由微生物感染引起的；三是既往只在其他物种间相互传播，由于宿主发生变化导致在人群中发生传播现象的一类传染病；四是由于微生物的进化和变异，出现新的病原微生物所导致的新型传染性疾病；五是既往已被消灭又死灰复燃的传染病[1]。

近几十年来，随着人口增长、环境变化、全球化发展以及病原微生物进化等原因，新发传染病的全球流行趋势愈发严峻。进入 21 世纪以来，已经出现了若干新发重大传染病在全球范围内暴发流行，如 2003 年的严重急性呼吸综合征（SARS）、2009 年的甲型 H1N1 流感、2012 年的中东呼吸综合征（MERS）、2013 年的埃博拉出血热、2014 年的寨卡病毒病，以及 2019 年底开始暴发的新型冠状病毒肺炎（COVID-19）。这些新发传染病由于存在不确定性、难以预测等特点，致使人们无法及时做出决策、采取特异性的预防和控制措施，对人类的健康及生命造成严重危害，同时给社会和经济带来极大损失。

2002 年 11 月，广东河源一例不明原因肺炎患者报告为首例 SARS 确诊病例，截至 2003 年 7 月美国报告最后一例疑似病例，全球共有 32 个国家和地区报告有 SARS 确诊或疑似病例，累计报告 SARS 病例 8 422 例，死亡 919 例；中国内地（不包括中国台湾、中国香港、中国澳门）共有 26 个省（自治区、直辖市）报告 SARS 病例，累计报告 SARS 病例 5 327 例，死亡 348 例 [2-3]。SARS 疫情对我国消费、投资、进出口贸易等都产生了直接的冲击。为了避免交叉感染，人们尽可能不在人多的地方集聚，超市、旅游、餐饮、交通等行业都在这次冲击中受到重创。根据北京大学经济学院的研究结果，中国当年国内外旅游业的直接损失高达 1 400 亿元人民币，加上间接影响，SARS 疫情对国民经济的影响总额超过 2 100 亿元人民币，如果考虑境外投资缩减以及外商出于安全担忧转移的制造业，SARS 疫情对国民经济的影响远远不止此数目 [4]。

2009 年 4 月，美国、墨西哥等国家发生了甲型 H1N1 流感流行，并迅速蔓延到多个国家和地区。4 月 29 日，我国香港确诊首例甲型 H1N1 流感病例。5 月 10 日，我国内地确诊首例甲型 H1N1 流感病例。截至北京时间 5 月 29 日，我国累计报告甲型 H1N1 流感确诊病例 58 例，其中内地 24 例，香港 23 例，台湾 11 例。全球共 53 个国家和地区累计报告甲型 H1N1 流感确诊病例 15 510 例，死亡 99 例 [5]。世界卫生组织宣布此次疫情为"国际关注的突发公共卫生事件"（Public Health Emergency of International Concern，PHEIC），并将全球流感大流行警告级别提高到 5 级。这是自 2007 年颁布管理全球卫生

应急措施的 International Health Regulations（《国际卫生条例》）
以来，世界卫生组织首次宣布"国际关注的突发公共卫生事
件"。我国卫生部（现国家卫生健康委员会）也于当年 4 月 30
日宣布将甲型 H1N1 流感纳入《中华人民共和国传染病防治
法》（下文简称《传染病防治法》）规定的乙类传染病，依照
甲类传染病管理。

　　2012 年 4 月，约旦扎尔卡市 13 例不明原因肺炎患者被确
诊为 MERS，随后疫情迅速蔓延到沙特阿拉伯、阿拉伯联合
酋长国、约旦、卡塔尔等中东地区和东亚的韩国。中国内地也
于 2015 年 6 月报道了 1 例境外输入病例，但未造成流行。截
至目前，共 27 个国家和地区报告有 MERS 病例，累计报告确
诊病例 2 519 例，死亡 866 例，病死率达 34.4%[6]。MERS 疫
情对社会经济造成了极为严重的影响，韩国的研究资料显示，
在 2015 年 5 月，韩国首尔报告首例境外输入病例，由于应对
不及时，截至当年 12 月疫情结束，共 138 名患者被确诊为
MERS，其中死亡 38 例，1.6 万名接触者被隔离，由此产生的
直接医疗费用约为 1 200 万美元。受疫情影响，当年赴韩游客
同比减少 210 万人次，仅旅游相关行业的损失就达 26 亿美元[7]。

　　埃博拉出血热在 1976 年首次出现于苏丹和刚果，并于非
洲撒哈拉以南地区造成间歇性暴发。截至 2013 年，世界卫生
组织共报告了 24 次暴发，累计确诊病例 2 387 例，死亡 1 590
例。2013 年，埃博拉出血热在西非暴发，并成为历史上最为
严重的一次流行，28 652 人被感染（含确诊病例和疑似病例），
11 315 人死亡[8]。世界卫生组织宣布此次西非埃博拉疫情为
PHEIC。2018 年，埃博拉出血热在刚果暴发，3 470 人被感染，
2 287 人死亡，世界卫生组织再度宣布此次刚果埃博拉疫情为
PHEIC[9]。

寨卡病毒病于 1947 年首次在乌干达的恒河猴中发现，1954年尼日利亚报告了第一例人类病例，随后在非洲热带地区和东南亚一些地区陆续有病例报道[10]。2007 年，寨卡病毒病在密克罗尼西亚暴发，造成 5 000 余人感染；2013 年，寨卡病毒病在法属玻利尼西亚暴发，3 万余人被怀疑感染[11]。2015 年，寨卡病毒病在巴西暴发，感染人数为 49 万～ 148 万，并迅速蔓延到拉丁美洲和南太平洋地区，北美洲的美国、加拿大，亚洲及欧洲部分国家也有输入性病例报告，中国内地（不包括中国台湾、中国香港、中国澳门）也报告了 25 例输入性确诊病例[12]。2016 年 1 月，世界卫生组织宣布此次寨卡病毒病疫情为 PHEIC。截至目前，全球共有 52 个国家或地区曾有寨卡病毒病流行。

2019 年底，湖北省武汉市报告了一例 COVID-19 确诊病例，随后疫情在国内迅速扩散；1 月 23 日，武汉市新冠肺炎疫情防控指挥部宣布采取疫区封锁隔离措施；1 月 30 日，世界卫生组织宣布此次 COVID-19 疫情为 PHEIC[13]。3 月中旬，美国以及欧洲、中东各国都报告了大量病例，世界卫生组织宣布此次疫情已构成“全球大流行”[14]。3 月 17 日，武汉疫情基本得到控制，援鄂医务人员开始陆续撤离，4 月 8 日，武汉解除封锁，中国新冠肺炎疫情基本得到控制，此时中国累计报告确诊病例 81 865 例，死亡 3 335 例[15]。4 月初，由于应对不及时，美国感染人数开始爆炸式增长，随后半年内新增确诊病例近千万例，死亡人数近 20 万人。截至 2020 年 11 月 15 日，全球有 191 个国家和地区累计报告逾 5 407 万名确诊病例，其中逾 131 万人因此死亡[16]。此次 COVID-19 疫情对全球社会经济造成了前所未有的影响，被多个国际组织及传媒形容为自第二次世界大战以来全球面临的最严峻危机，以及史上最严重的公共卫生事件。根据世界银行和国际劳工组织的估计，由于COVID-19 疫情的影响，2020 年前三季度全球约有 1.95 亿人失业，劳动收入损失达 3.5 万亿美元，占全球 GDP 的 5.5%，约 1.5 亿人因此陷入极端贫困 [17-18]。

（李钦　王媛媛）

第二节　中国传染病防控的历史发展及变革

新中国成立之前，天花、鼠疫、霍乱、血吸虫、黑热病等传染病肆虐流行，严重危害人民群众的健康。自 1949 年新中国成立后，为减少和消灭传染病，中国政府高度重视传染病防治，陆续出台一系列方针政策，组织全国力量进行传染病防治。在 70 余年的历程里，通过长期不懈的努力，中国基本建立了完整的传染病防治体系：1950 年，卫生部成立中央防疫总队，并于 1952 年组建中央爱国卫生运动委员会；1953 年，全国各省（直辖市、自治区）建立卫生防疫站，中央人民政府则明确了"面向工农兵、预防为主、团结中西医、卫生工作与群众运动相结合"的卫生工作四大方针；1955 年颁布《传染病管理办法》，将传染病纳入国家法定管理范畴；1986 年建立中央健康教育研究所；1987 年建立中国农村给排水技术服务中心；1988 年中央爱国卫生运动委员会更名为全国爱国卫生运动委员会（简称"全国爱卫会"）；1994 年全国爱卫会办公室并入卫生部；1998 年合并全国爱卫会办公室，组建疾病控制局，并于 2005 年更名为卫生部疾病预防控制局。2007 年复审国家卫生城市、镇、区（县），2013 年启动农村改厕项目，2015 年启动新一轮全国城乡卫生环境清洁整治行动，2016 年启动全国健康城市试点[19]。

1970—2007年，中国每年报告的18种传染病的年发病率迅速下降，从每年4 000/10万下降到250/10万[20]。其中，血吸虫病防治取得了巨大成绩。1955年，在中央人民政府提出"一定要消灭血吸虫病"的号召后，血吸虫病流行区相继成立了血吸虫病防治小组。到2016年，中国已有5个省份消灭了血吸虫病。通过政府、群众和技术部门的联合行动的"防治并重、以防为主"和"标本兼治、治本为主、综合治理、不可偏废"的防治策略，以及以切断传播途径为主的综合性措施，我国霍乱疫情的控制也成效卓越，近年来疫情整体处于低发态势。通过多年的社会防控和一体化防治，我国麻风的发病率由1958年的5.8/10万下降到2016年的0.049/10万。此外，通过预防控制病媒生物，即除"四害"工作一直是爱国卫生运动的重要内容。从1987年起，全国爱卫会在开展季节性除"四害"的基础上，组织开展了除"四害"达标活动，并于1997年修订印发了《灭鼠、蚊、蝇、蟑螂标准》等文件，进一步规范了除"四害"工作，通过创建全国卫生城镇促进活动的深入开展。通过这一系列的努力，我国以病媒生物为传播途径的传染病，如鼠疫、疟疾、丝虫病、登革热等疾病得到了有效控制。

但是，某些传染病的发病率在2004年后又逐渐上升：一些性传播疾病在1964年已宣布在我国被基本消灭，而改革开放以后，这些疾病"死灰复燃"[21]。且进入21世纪以来，我国几乎每年都会出现新发传染病，如SARS、肠出血性大肠杆菌O157∶H7感染性腹泻、O139霍乱、军团菌病、空肠弯曲菌肠炎、莱姆病、丙型肝炎、庚型肝炎、戊型肝炎、汉坦病毒感染、B组轮状病毒腹泻、禽流感、巴尔通体感染、甲型H1N1流感、隐孢子虫感染腹泻等。

2003 年的 SARS 疫情对中国造成了巨大的影响，促使中国政府加快了改革的进程。中国的传染病预防和控制模式已从非合作性预防和控制方式转变为多部分联合预防和控制模式。此外，为了全面改善传染病的预防和控制，中国在 2008 年年底还启动了国家重大传染病防治科技重大专项[22]。为了有效控制新发重大传染病，在对特定疾病的威胁进行评估的基础上，中国对法定传染病清单进行了调整。自 2004 年以来，我国已将 3 种新出现的疾病列为强制报告疾病：2008 年的手足口病、2009 年的甲型 H1N1 流感，以及 2013 年的人感染 H7N9 亚型禽流感。在全球一体化的背景下，日益频繁的国际交流使得境外传染病疫情对我国人民的生命健康造成威胁；而另一方面，包括 2014 年中国对西非埃博拉疫情的国际援助和 2015 年的输入性 MERS 病例防控[23-24]，均揭示了"人类命运共同体"在传染病流行和应对中的重要性[25]。

目前，COVID-19 已纳入《传染病防治法》规定的乙类传染病，按甲类传染病管理，是继 SARS 以来的又一新发重大传染病。此类新发重大传染病的暴发不仅直接影响着公众的生命与健康，还会对社会经济发展乃至国家安全产生严重影响。

我国传染病危害呈现以下特点：①获得性免疫缺陷综合征（AIDS）危害严重，人类免疫缺陷病毒（HIV）感染模式正在发生从高危人群向一般人群播散的变化；②病毒性肝炎防治形势依然严峻，虽然目前我国乙型肝炎病毒携带率已从 9.75% 降至 7.18%，发病率也有下降，但仍不乐观，多年来在我国法定报告的甲、乙类传染病中均占据首位；③结核病卷土重来，近年来，肺结核发病率和病死率在法定报告的甲、乙类传染病中占第二位，尤其是耐多药结核病的出现和流行；④新发、突发传染病流行不断发生，全球出现的 40 种新发传染病中，在我国出现的有近 20 种；⑤流感、手足口病、感染性腹泻等传染病发病率仍处于较高水平 [26]。

虽然中国的公共卫生服务体系建设和传染病防治任务十分艰巨，但中国政府始终坚持人民利益至上，坚持预防为主、防治结合、依法科学、以农村为重点、中西医并重的卫生方针，加大深化医改力度，全面提升公共卫生的传染病防控水平，加快构建中国特色公共卫生安全防控屏障 [27]。在 2020 年 9 月 22 日召开的教育文化卫生体育领域专家代表座谈会上，中共中央总书记、国家主席、中央军委主席习近平强调，要坚定不移贯彻预防为主方针，坚持防治结合、联防联控、群防群控，建立稳定的公共卫生事业投入机制，加大疾病预防控制体系改革力度。要聚焦影响人民健康的重大疾病和主要问题，加快实施健康中国行动，深入开展爱国卫生运动，完善国民健康促进政策，创新社会动员机制，健全健康教育制度，从源头上预防和控制重大疾病，实现从以治病为中心转向以健康为中心。要坚持基本医疗卫生事业的公益性，加快优质医疗资源扩容和区域均衡布局，让广大人民群众就近享有公平可及、系统连续的预防、治疗、康复、健康促进等健康服务。要大力弘扬伟大抗疫精神，认真总结疫情防控中经过实践检验的经验和模式，用制度形式予以固化。要加强国际交流合作，完善我国参与国际重特大突发公共卫生事件应对工作机制，履行国际义务，发挥全球抗疫物资最大供应国作用，推动构建人类卫生健康共同体。

（郑丹妮　王媛媛）

第三节 医院在疫情防控中的地位、作用和存在的问题

一、医院在疫情防控中的地位和作用

在诸如 COVID-19、SARS 等新发重大传染病暴发及突发公共卫生事件应急响应期间，医院作为发现、报告和诊治患者的前哨单位，在以"早发现""早报告""早隔离"和"早治疗"为核心原则的新发重大传染病防控工作中肩负着重大职责。而且，医院承担此类新发重大传染病防控工作的过程，势必会对医院内部的常规工作流程及制度（如物资供应、院感控制、就诊流程、人力资源、经营管理、财务运营等）带来巨大的冲击和风险，如果医院缺乏有效的预警、应对和运营优化措施，不但会影响新发重大传染病防控工作的顺利开展，还会影响医院在疫情结束之后的秩序恢复和运营发展问题，乃至威胁区域性或全国性医疗卫生体系的安全和发展。

二、医院在疫情防控中存在的问题和不足

在 2003 年 SARS 暴发之后，我国政府专门建立了一套针对突发公共卫生事件与传染病的监测预警和应急响应机制，并在相应的法律法规和部门规章中规定了医院应承担的职责、义务和指导性建议。然而，在此次新冠肺炎疫情暴发及防控过程中，各级各类医院在疾病预警、疫情应对和医院运营等方面的表现提示我国以医院为基础的新发重大传染病预警、应对和运营机制有待进一步的优化和完善。

1. 在疾病预防方面 虽然我国目前已经建立了相对完善

的"全国传染病与突发公共卫生事件监测信息系统"（简称"网络直报系统"），对传染病疫情信息进行收集、处理，逐步实现信息的一体化综合管理[28]，而且《突发公共卫生事件与传染病疫情监测信息报告管理办法》中也明确规定了各类传染病或不明原因疾病（含"不明原因肺炎"）的网络上报途径及时限要求，要求医院在接诊传染病患者或疑似患者后在规定时限内进行网络直报，各级疾病预防控制中心在规定时限内对上报的个案信息进行核实、追踪、订正和反馈，全国所有经由网络直报系统上报的个案信息及其后续追踪调查数据均能够被中国疾病预防控制中心实时监控和动态掌握，进而从国家层面开展疫情的分析、研判和指导工作。但是，在本次新冠肺炎疫情初期（即疾病预警阶段），最初接诊的几家医院仍旧主要采取口头、邮件、电话等方式上报疫情，且可能存在一定程度上的延迟。分析其原因可能有3点：一是对医院的培训不到位，导致负责填报人员不能熟练使用该网络直报系统；二是医院内部及一线医务人员的新发重大传染病风险意识薄弱，存在侥幸或瞒报心理；三是该网络直报系统要求医院进行"主动上报"，而非直接从医院各类临床信息管理系统中通过捕获相关信息进行"自动上报"。以上这些原因都能够影响疫情上报的及时性，使疫情信息存在瞒报或延迟报送的可能，削弱了医院作为传染病防控"前哨单位"的作用。

2. 在疫情应对方面　我国政府于2003年和2006年陆续颁布了《突发公共卫生事件应急条例》（2011年修订）和《国家突发公共卫生事件应急预案》，其中针对各类医疗卫生机构（含医院、疾病预防控制机构、基层预防保健组织等）给出了一些指导性意见。各级各类医院也按照要求，根据机构实际情况建立了相应的医院突发公共卫生事件应急预案[29-31]，然而，现行政策对医疗机构的意见欠细化，且无详细指导标准，各医疗机构执行情况不一致；在国家层面上也缺乏一套统一的以医院为基础的突发公共卫生事件应急机制，尤其是缺乏专门针对新发重大传染病的应急机制，这就导致在此次新冠肺炎疫情对应工作中（尤其是疫情暴发初期），各级各类医院的疫情应对工作缺乏统一协调部署、效果参差不齐。

根据本项目组前期在对全国除西藏外30个省（直辖市、自治区）6 579家医院进行问卷调查以及对北京、武汉两地的20余家医院进行现场调查后发现（研究结果尚未公开发表），各级各类医院在此次新冠疫情应对中暴露出以下几点突出问题：①因疫情大规模暴发出现就诊秩序混乱，使有些新冠肺炎患者的救治时间推迟，其他普通患者的就医需求无法得到及时满足等问题。②由于院感控制措施不到位，且因医疗资源紧张造成防护物资短缺，导致大量医务人员感染［有研究数据显示，截至2020年2月11日，中国内地（不包括中国台湾、中国香港、中国澳门）共有3 019名医务人员感染了新型冠状病毒，其中武汉占64.0%，湖北除武汉外的其他地区占23.3%，除湖北外全国其他地区占12.7%，这提示医疗资源比较紧张的地区，医务人员感染的发生概率较大[32]］。此外，在个别医院还出现了涉及患者、家属、护工等人员的聚集性暴发。③随着对疾病的不断深入研究，各类诊疗及防控方案更新迅速［根据本项目组的粗略统计，2020年1月20日至3月5日期间，国家卫生健康委员会（卫健委）颁布的各类新冠肺炎诊疗及防控工作通知共计97项］，各项学术研究成果也纷繁杂多，需要正确解读并及时培训一线医务人员，还需要迅速转化为科普知识对患者进行健康教育。④与传染病专科医院相比，综合医院传染病预防、控制、诊疗的相关人才储备不足，突发疫情后上述人员需求极大，且参与救治及防控工作的重点科室任务艰巨，医务人员面临身体及心理上的双重高强度压力，需要安排足够的诊疗管理人员的后备力量，在紧急情况下有规划地调配人力资源，并合理安排开展心理疏导工作。

3. 在医院运营方面 在面临诸如新冠肺炎、SARS 等新发重大传染病暴发时，医院的常规医疗服务及运营管理模式都会遭受不同程度的冲击，需要进行及时的调整和优化。根据本研究组的前期研究结果发现（研究结果尚未公开发表），在此次新冠肺炎疫情应对过程中，涉及医院运营优化的问题可大致归纳为以下几类：①就诊环节的优化和改造，包括就医流程的优化、空间布局的改造、服务模式的创新（如开展线上医疗）等；②医疗资源的调配和保障，包括医用物资（尤其防护物品）的补充和调配、医疗设备及信息系统的支持保障、全院各科室人力资源的统筹安排等；③管理制度的调整和落实，包括重点围绕医院感染管理和新冠肺炎救治的各类医疗、护理、药品、器械、实验室、后勤等各项管理制度的制定、修订和落实；④运营风险的预测和应对，由于疫情期间医院的各项正常医疗和经营活动被打乱，医院可能会面临财务及运营风险，需要对医院的各项财务及运营现状进行实时监测、预判并采取措施，否则可能会使医院在疫情期间甚至疫情之后的很长一段时间内陷入经营困境；⑤顶层决策的部署和响应，上述所有涉及医院运营优化的问题，都离不开医院核心领导层的科学决策和全院各部门的快速响应。

（王媛媛　郑丹妮　李钦　孔菲　李翔　闫丽盈　乔杰）

第四节 "医院新发重大传染病预警、应对和运营优化"研究框架

一、研究简介

　　新发重大传染病在全球范围内对人类的健康及生命造成严重危害，同时给社会和经济带来极大损失，因此，如何预警及应对新发重大传染病已成为当前全球重要的公共卫生问题。医院作为传染病预警及应对的前哨单位，是新发重大传染病防控工作中的关键环节之一。针对此情况，北京大学第三医院拟开展"医院新发重大传染病预警、应对和运营优化"研究。它拟针对各级医院在此次新冠肺炎疫情中暴露出来的传染病网络直报系统存在上报漏洞、医疗资源紧张及防护物资短缺、部分医院的应急响应预案应对不足等突出问题，运用大数据人工智能技术和机器学习算法、定量和定性相结合的研究方法，旨在开发一套医院传染病实时监控及预警系统；构建医院各类核心应急资源配置模型，预测在不同应急水平下各级医院应急资源的需求量和优化配置；建立基于"全景洞察"理论的、以医院为基础的新发重大传染病应急响应机制进而提高我国各级医院针对新发重大传染病的预警、应对和运营能力。

二、研究问题

　　本研究重点围绕以下 3 点关键、共性且造成后果严重的核心问题进行分析：

　　第一，目前的网络直报系统需要医院"主动上报"而非"自动上报"，导致存在瞒报、漏报或迟报的风险。目前已有个别医院建立了自己医院内部的传染病监控或预警系统[33-34]，

但没有在更多医院进行推广和应用，而且也没有和国家的网络直报系统互联互通，无法实现自动上报功能。

第二，疫情大规模暴发后，医院原有的资源配置将难以适应新形势。一方面体现为恐慌引起大量患者涌入医院，导致医疗资源紧张。另一方面，在疫情暴发时，医院除承担新发重大传染病患者的防治任务，还要承担常规患者和急症患者的诊治工作，在物资、人力等紧缺的环境下维系医院的有效运转。因此，疫情外常规医疗资源配置的研究同样不可或缺。

第三，在新发重大传染病暴发时，部分医院的应急响应预案应对不足，面临人、财、物、经营、管理等各方面的压力或风险，因此需要建立统一协调的以医院为基础的新发重大传染病应急响应机制。

三、研究目标

1．通过开发一套以医院为应用场景的传染病实时监控及预警系统，采用多机构多部门联动机制，将传染病病例监测、预警信息推送、干预措施实施与反馈和患者转归追踪结合为一体，对传染病患者在医院内的诊疗全程进行监测和追踪。通过多源数据的融合应用，研发大数据驱动的新发传染病疑似病例自动预警方法，实现传染病疑似病例的自动筛查、预警和上报。

2．利用运筹学和多元统计等理论与方法构建医院各类核心应急资源配置与调度模型，预测在不同应急水平下各级医院对应急资源的需求量和优化配置，从而提升诊治能力，完善保障机制，加强建设应急救治能力，同时结合不同综合医院的特点，协助改进医院运营管理。

3．建立以医院为基础的新发重大传染病应急响应机制，从顶层架构建设到确保具体制度落实，提高医院针对新发重大传染病的预警、应对和运营能力，完善可推广的、个性化的新发重大传染病防控规范和应急救治相关管理办法，从而健全、优化以医院为基础的新发重大传染病防治管理体系。

四、研究方案及技术路线图

本研究采用定量和定性相结合的混合研究方法，具体包括三部分内容：一是医院传染病实时监控及预警系统的开发，二是医院应急资源配置模型的构建与配置优化，三是医院新发重大传染病应急响应机制的建立。研究技术路线见图1-1。

1. 医院传染病实时监控及预警系统的开发

（1）"网络直报系统"使用现状分析：在北京、湖北两地区选取一级、二级、三级医院共计9家医院，对一线医护人员、传染病上报人员及科室负责人、医院领导等进行典型抽样（15～20人/医院），后对选取的调查对象进行问卷调查；并针对个别关键研究对象进行个人深入访谈，了解各级医院"网络直报系统"的使用率、及时上报率、延迟上报率、漏报率以及使用过程中存在的问题、障碍、经验和建议等情况。

（2）已知传染病疑似病例筛查条件的确定：通过文献综述的方法，针对40种法定传染病［甲类2种、乙类27种（含新冠肺炎）、丙类11种（含手足口病）］和近年国内外出现的新发重大传染病（如中东呼吸综合征、埃博拉出血热等），检索相应的疑似/确诊病例的诊断标准及主要临床表现，据此确定各类传染病的筛查条件。

（3）"高风险"未知传染病疑似病例筛查条件的确定：以上述各类已知传染病的筛查条件（即"指标"）为基础，结合近年新发传染病确诊病例的相关指标数据，通过词云聚类

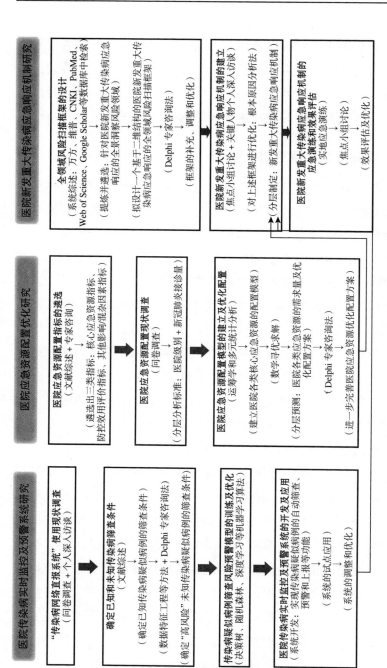

图 1-1　"医院新发重大传染病预警、应对和运营优化"研究技术路线图

分析、因子分析、特征工程等方法，凝练各类传染病的关键共性指标；并邀请15～20名相关领域专家，进行2～3轮的Delphi专家咨询后，结合咨询意见，遴选出相应指标作为"高风险"未知传染病疑似病例筛查条件，即未来可能出现的新发重大传染病疑似病例的筛查条件。

（4）传染病疑似病例筛查风险预警模型的训练及优化：以北京大学第三医院为试点（包括8家集团化签约医院和27家医联体签约机构），利用近十年内（2011—2020年）的各类临床信息管理数据库［医院信息系统（HIS）、检验报告管理系统（LIS）、放射信息管理系统（RIS）等］中的临床检查数据及病历文本信息等，提取全量传染病确诊病例和普通病例的传染病筛查指标数据，建立训练数据集与测试数据集，采用决策树、随机森林、深度学习等机器学习方法，研发传染病疑似病例识别算法，并对算法参数进行优化训练。以灵敏度、特异度、真阳性率、假阳性率、受试者操作特征曲线（ROC）等作为性能指标，建立以自动识别算法为核心的传染病疑似病例筛查风险预警模型，并开展模型评估。

（5）医院传染病实时监控及预警系统的试点开发：以北京大学第三医院为试点医院，基于上述研究结果进行系统开发，该系统的主要功能为：①能够从医院各类临床信息管理数据库中通过上述关键筛查条件进行实时的数据及信息采集；②能够通过上述建立的传染病疑似病例筛查风险预警模型进行自动筛查，并输出传染病疑似病例的预警信息；③预警信息可直接传输到接诊医生的医生工作站界面，并由医生对预警信息进行核实、确认；④能够自动生成传染病报告卡，由医生对传染病报告卡的信息进行核实确认，并将传染病报告卡提交至医院疾控部门，审核后上报至"网络直报系统"。

（6）医院传染病实时监控及预警系统的试点应用：在北京、湖北两个地区选取 3 家医院，对上述开发的医院传染病实时监控及预警系统进行为期 1 个月的试点应用，并根据存在的不足和问题进行系统优化。

2. 医院应急资源配置模型的构建与配置优化

（1）医院应急资源配置指标的遴选：通过文献综述及专家咨询的方法，遴选出在新发重大传染病疫情下医院应急资源（人力、资金、药品、物资等）的核心应急资源指标、防控效用评价指标以及其他影响 / 混杂因素指标。

（2）医院应急资源配置现状调查：根据上述遴选出来的各类指标设计医院应急资源配置现状调查问卷，拟在北京、湖北两地区选取一级、二级、三级医院，共计 9 家医院进行现场问卷调查。以此次新冠肺炎疫情为例，了解各级医院的应急资源及疫情防控情况，并根据医院的新冠肺炎病例接诊量进行不同应急水平的分层分析。

（3）医院应急资源配置模型的建立：根据上述问卷调查采集的数据信息，以运筹学和多元统计分析理论与思想为基础，结合边际效应函数和广义加性模型的混合应用，建立医院各类核心应急资源的配置模型。例如，在边际效应模型中，核心应急资源指标设为 x_1，若干其他影响 / 混杂因素指标设为 x_2、x_3、$\cdots$、x_j，防控效用评价指标设为 y，边际效应 [MU (y/x)] 即指每单位应急资源投入使用后得到的防控效用评价指标增加度。例如，x_1 可设为"传染病医护人员数""医院应急资金数"和"个体防护用品冗余存量"，相应的 y 分别可设为"传染病治愈出院率""医院流动资产周转次数"和"院内感染发生人数"，MU (y/x) 可根据其定义计算得出，其他影响 / 混杂因素指标（x_2、x_3、$\cdots$、x_j）则根据前期的指标遴选结果而定。

此边际效应模型已在前述文献的案例分析中被证实能够提升医院的应急资源的总效用水平，具有一定的合理性和有效性[35]。

（4）各级医院应急资源优化配置方案的制定：根据上述建立的医院各类核心应急资源的配置模型，通过对资源总量的边界条件约束，对资源配置模型组的参数进行同步优化，例如，可将常用来求解效用函数的粒子群算法和序列二次规划法结合对模型进行数学寻优求解，分层预测在不同的病例接诊量及不同的应急水平下各级医院对应急资源的需求量。最后结合相关领域的专家咨询意见（邀请 15 ～ 20 名相关领域专家，进行 2 ～ 3 轮的 Delphi 专家咨询），制定相应的各级医院应急资源优化配置方案。

3. 医院新发重大传染病应急响应机制的建立

（1）医院新发重大传染病应急响应的全领域风险扫描框架的设计

1）首先，采用系统综述的方法，以"医院（hospital）""传染病（infectious disease）""公共卫生突发事件（public health emergency）""应急响应（emergency response）""全景洞察 / 态势感知（global awareness/situation awareness）"等为关键词，在万方、维普、CNKI、PubMed、Web of Science、Google scholar 等中外学术资源数据库中，检索 2000 年以来公开发表的中英文文献，从中提炼并遴选出专门针对医院新发重大传染病应急响应的全景洞察风险领域，如领导结构、信息交流、制度建设、流程改造、人员调配、感染控制、后勤保障和财务保障等。

2）其次，根据疫情发展的时间轴划分为疫情预警阶段、疫情应对阶段和后期处置阶段，以这三个疫情发展阶段为 x 轴，以各全景洞察风险领域为 y 轴，构建出一个二维结构的医院新发重大传染病应急响应的全领域风险扫描框架。

3）结合相关领域的专家咨询意见（邀请 15 ~ 20 名相关领域专家，进行 2 ~ 3 轮的 Delphi 专家咨询），对上述全领域风险扫描框架进行补充、调整和优化。

（2）医院新发重大传染病应急响应机制的建立

1）焦点小组讨论及关键人物个人深入访谈：在北京、湖北两地区选取一级、二级、三级医院共计 9 家医院进行现场调查，在每家医院邀请 10 ~ 15 名医务人员（涉及急诊科、呼吸与危重症医学科、放射科、检验科、妇产科、儿科、感染疾病科、疾病预防控制科、党院办、医务处、总务处、信息中心、财务处、药剂科等多个科室），采用焦点小组讨论及关键人物个人深入访谈相结合的方法，针对上述设计的全领域风险扫描框架提出优化意见，采用该框架进行根本原因分析（root cause analysis，RCA），对所在医院在新发重大传染病应急响应过程中存在的问题和障碍进行分析并提出具体的策略建议。

2）医院新发重大传染病应急响应机制的制定：基于上述经焦点小组讨论及关键人物个人深入访谈等方法优化后的全领域风险扫描框架，并结合前期针对医院传染病实时监控及预警系统和医院应急资源配置优化的相关研究结果，针对各级医院分别制定相应的新发重大传染病应急响应机制。

（3）医院新发重大传染病应急响应机制的应急演练和效果评估：在北京、湖北两地区选取 3 家医院，采用上述针对各级医院的新发重大传染病应急响应机制进行实地的应急演练，在演练结束之后，通过对相关科室人员（10 ~ 15 名 / 医院）的焦点小组讨论，了解应急演练的实施效果、存在的问题和改进建议，并进一步优化前期制定的医院新发重大传染病应急响应机制。

五、研究意义

新发重大传染病已成为当前全球重要的公共卫生问题，医院作为发现、报告和诊治患者的前哨单位，如果缺乏有效的预警、应对和运营优化措施，将会对新发重大传染病防控工作以及后续的医疗卫生体系秩序恢复和发展带来严重危害。因此，本研究针对各级医院在此次新冠肺炎疫情中暴露出来的传染病网络直报系统存在上报漏洞、医疗资源紧张及防护物资短缺、部分医院的应急响应预案应对不足等突出问题，通过开发医院传染病实时监控及预警系统、构建医院应急资源配置模型、建立医院新发重大传染病应急响应机制等研究手段，对以医院为基础的新发重大传染病预警、应对和运营现状进行优化和完善，进一步提高国家整体的新发重大传染病预警及应对能力，保障人民健康和生命安全，维护社会经济的稳定和发展。

（王媛媛　郑丹妮　温晗秋子　闫丽盈　乔杰）

医院传染病实时监控及预警系统的开发

第一节　我国传染病上报制度的现状和问题分析

一、我国传染病上报的法律法规

　　我国于 1989 年正式出台了《中华人民共和国传染病防治法》，于 2004 年和 2013 年修订了两次，该法作为我国传染病防控的核心法律规范至今已实行了 30 多年。2003 年非典疫情之后，又陆续出台了《中华人民共和国突发事件应对法》《国家突发公共事件总体应急预案》《基本医疗卫生与健康促进法》等宏观法律指导文件，以及《突发公共卫生事件应急条例》《突发公共卫生事件与传染病疫情监测信息报告管理办法》和《学校卫生工作条例》等配套文件。其中的传染病上报制度中规定，部分传染病一旦发现，需要及时按要求在法定时间内上报给疫情防控部门。2020 年 1 月，经国务院批准，国家卫生健康委员会发布公告，将新冠肺炎纳入我国《传染病防治法》和《中华人民共和国国境卫生检疫法》的管理中（随后世界卫生组织将此传染病更名为"COVID-19"）。因此，我国法定传染病由此前的 39 种变更为 40 种，分为甲类（2 种）、乙类（27 种）和丙类（11 种），其他重点监测的传染病 18 种。

其中，甲类传染病和乙类传染病中的非典型肺炎、肺炭疽和高致病性禽流感和新冠肺炎须在 2 小时内上报，其他乙类和丙类传染病需在 24 小时内完成上报。

充分了解我国传染病的上报制度意义重大。我国《政府信息公开条例》中规定，突发公共事件的应急预案、预警信息及应对情况属于行政机关重点公开的信息事项。因此，传染病上报制度不仅关系到后续相关部门及时调查、检测和应对环节，还直接影响疫情信息的权威性、公众的知情权和社会的舆情发展。我国法律法规中规定的疫情报告主体类型繁多，体系庞大，报告程序和时限各不相同，主要包括 8 类：①单位和个人发现传染病或疑似患者，应及时向疾病预防控制机构（疾控机构）或医疗机构报告。②疾病预防控制机构、医疗机构和采供血机构应及时向县级卫生行政部门报告。其中，医疗机构采取传染病预检分诊制度，且实行首诊医生上报制度。当可能发生传染病暴发、流行或发现不明原因群体性疾病时，报告时限要在 2 小时内。③县级以上卫生行政部门接到疫情报告后，乙类和丙类传染病应在 24 小时内向县级人民政府报告，而甲类应于 2 小时内完成报告；若可能发生暴发、流行或原因不明的群体性疾病时，应在 2 小时内向本级人民政府报告，并同时向上级人民政府和国务院的卫生行政主管部门报告，对可能造成重大社会影响的突发事件，后者应立即向国务院报告。④县级以上人民政府接到可能暴发、流行或不明原因的群体性疾病的疫情报告时，应在 2 小时内向上一级人民政府报告，而省、自治区、直辖市人民政府应当在接到报告 1 小时内向国务院卫生行政主管部门报告。若不属于上述严重情形的疫情，按照《中华人民共和国突发事件应对法》第 39 条等规定及时上报即可。⑤国境卫生检疫机关发现甲类传染病时，应立即向国境口岸所在地的疾控机构或县级以上人民政府卫生行政部门报告。

二、我国传染病上报制度的发展历程

我国传染病监测系统由 3 个部分组成，即全国疫情报告系统、若干专病监测系统和全国疾病监测点系统。我国法定传染病疫情报告与反馈系统始建于 1950 年，属于宏观监测系统。1979 年，北京、天津开启了传染病监测试点工作。1990 年，甲、乙、丙类传染病报告卡制度开始实行。

2003 年非典疫情后，我国深刻领悟到传染病监测信息透明通畅的重要性，遂于 2004 年国家开始建立传染病网络直报系统，为传染病报告搭建了一个统一平台，避免了此前邮寄传染病上报卡片和统计滞后的弊端，使我国疫情监测报告能力发生了质的飞跃。该系统是政府决策部门掌握疫情信息的重要途径，也是做出科学决策的重要依据[36-37]。2008 年，中国疾病预防控制中心又研发了国家传染病自动预警系统，目前已应用在我国常规的疫情监测工作中。该系统主要通过固定阈值法和移动百分位数法来发布早期预警信号，疾控中心收到信号后再通过电话或现场调查来核实情况[38]。在实际工作中，部分医院使用较为传统的传染病报告方式：医生在诊疗过程中发现传染病确诊或疑似病例时，手工填写传染病报告卡，医院公共卫生管理专职人员收取卡片，审核、订正，随后二次录入到中国疾病预防控制信息系统（简称"大疫情系统"）进行网络直报。

近年来，很多大型综合性医院在互联网＋医疗健康模式的背景下，将医院信息管理系统（HIS）、检验报告管理系统（LIS）、医学影像管理系统（PACS）和电子病历系统（EMR）等相融合，利用智能化信息共享建立了传染病报告智能化管理系统[39-41]。临床医生填写诊断报告后，系统根据传染病诊断标准触发传染病报告填报模块，相关检查项目阳性者系统则自动提示报告；门诊结束后，待实验结果阳性时则触发基于人工智能技术的传染病自动诊断技术，后台自动生成报告卡，避免了临床迟报导致疫情蔓延的现象。随后公共卫生专职人员再审核订正并上报大疫情系统。传染病上报信息化管理在很大程度上降低了迟报、漏报和错报等不良现象的发生率。自2014年起，上海、江苏等地开始探索基于医院电子病历直推的传染病疫情报告与管理信息系统的建设[41-42]。该系统通过智能提醒插件方式（基于ICD-10诊断编码的触发报告）、页面报告（专职人员直接登录区域平台报告网页）和后台基于标准化接口（医疗机构已自建了内部传染病管理系统的情况下）的3种数据交换方式，智能化采集电子病历中相关信息并生成传染病报告卡，审核后以区域卫生信息平台为介质最终推送到国家大疫情系统。该智能模式无需人工录入信息，实现了数据充分共享，减轻了医务工作者的工作量，极大地提高了传染病上报的效率，使医务人员的被动报告转变为系统的主动监测。

我国尚存在其他的传染病上报辅助系统。现存的传染病自动预警系统对于识别传统高发的法定传染病灵敏性较高，而对于少见或新发传染病的预警能力较为受限[43]。因此，新冠肺炎疫情期间，部分医疗机构为把握住疫情防控第一道防线，利用信息化技术开发了发热门诊重点对象健康管理系统，对包含新冠肺炎在内的以发热、咳嗽为主诉的呼吸道传染病预警具有一定价值[44]。此外，曾有调查显示，我国70%以上的突发公共卫生事件发生在学校，而80%以上的学校突发公共卫生事件均为传染病流行事件[45]。因此，2003年起，我国部分地区开始使用学生因病缺勤症状监测系统，学生传染病相关症状监测网上直报工作为学校传染病早期预警提供了参考，是国家传染病疫情报告系统的有效补充[46]。

三、我国传染病上报制度存在的问题及分析

随着城市化发展、人口密度增大以及全球运输系统日益完善，传染病病原体、媒介和易感人群之间的多元化接触给传染病管理等公共卫生领域带来了新的挑战。回顾本次新冠肺炎疫情事件，从最初"不明原因肺炎"的发生到抗击疫情的结束，共经历了4个阶段：①征兆期；②发作期；③延期（即危机的持续影响）；④痊愈期。应对和处理这一危机阶段表现出了一个具有生命周期特质的管控过程，最终取得抗疫胜利得益于每一阶段"早预防、早发现、早报告、早隔离、早治疗"的预防理念[47]。因此，在传染病暴发的早期，及时发现并准确上报疫情信息对于防控传染病至关重要。通常，违反疫情报告义务的常见情形主要有5类：①缓报（迟报），即报告疫情的时间超过了规定的时限要求；②谎报，即对疫情发生的时间、地点、严重程度、感染人数等内容故意不如实告知；③瞒报，即疫情已经发生，相关主体故意隐瞒；④漏报，即由于过失，对应当上报的疫情内容遗漏未报；⑤错报，上报的疫情信息有误。

调查显示，全国各级医疗卫生机构报告的数据质量有待进一步提高，随意删减病例、迟报、漏报、错报现象严重[48-51]，原因如下：①临床医生工作繁忙，疫情上报并非其主流业务，导致部分医疗机构对报告的重视程度不足；且传染病较为隐匿，相关人员未掌握上报的规范要求，对传染病的诊断标准不熟悉。②不同级别医疗机构的信息化建设水平参差不齐。传统的纸质报告卡工作强度大，错报、漏报率很高。③负责上报传染病的医疗机构与负责病历审核的疾控部门之间为非隶属关系，从而存在两部门工作不配合的现象。④我国传染病遵循

"纵向集权型"信息报告制度，即第一知情主体在发现传染病时层层上报，直至国务院及其卫生行政部门。该制度可确保疫情信息的权威性，但存在一定的体系缺陷。在现实运行中，出于慎重性、严谨性和全面性等多维度考量因素，疫情报告单位在现行的制度框架下很难具有独立性，卫生行政部门在上报疫情的过程中也难免受到属地政府的制约或限制[52]。⑤传染病上报主要依赖于医疗机构和疾控机构对《传染病防治法》中明确界定的法定传染病监测上报，忽略了单位和个人常常作为新发或不明原因传染病的第一知情主体的可能性，公众参与率低[53]。例如在本次新冠肺炎疫情中，武汉临床医生的上报途径效率较低。在传染病疫情上报的过程中，任何一个上报主体的疫情信息"失真"，都可能会令决策和部署处于被动的局面，从而造成国家和社会的巨大损失。

　　为提高国家传染病网络直报系统的报告质量，使该系统能客观地反映我国疫情情况、为制定有效的防控措施提供科学依据，可完善以下几个方面的工作：①加强疫情管理制度建设，形成一套具有协调性、高效性、完整性的传染病管理体系和防控联动机制，明确职责分工。②加强医院传染病管理专职人员梯队建设，应包含临床、护理、流行病与统计等公共卫生学领域的专业人才。③各报告主体应加强对传染病相关法律法规的学习，定期培训，熟悉传染病的诊断标准，提高诊断识别能力，增强主动监测的意识。④加强对各级医疗机构传染病报告工作的督导检查，并建立传染病监测系统的评估计划，以便及时发现传染病监测和上报存在的问题。⑤加强境外输入性传染病防治管理体系的建设。⑥构建参与式网络监测系统。目前，部分国家已开始应用这种依托互联网、鼓励广大群众通过手机或计算机参与的传染病监测系统，其实时化、扁平化的监测方式使得公共卫生机构可随时获得疫情数据。2019年统计报告显示，我国网民约8.54亿，互联网普及率高达61.2%，因此该系统在我国应用前景广泛[54]。⑦打破各监测系统的数据壁垒，利用人工智能、大数据和5G等技术多元合作，进一步完善网络直报系统，构建区域传染病智能预警平台。⑧我国传统的传染病监测系统预警方式为中国疾控中心推荐的固定阈值法，而这些推荐的阈值无法适应具体环境的快速变化。各级疾控中心可根据本地传染病特征开展个性化预警阈值的研究工作。

对于传染病的管理，我国已建立了一个全国统一的传染病上报信息平台。以2020年新冠肺炎疫情为例，根据国家卫生健康委员会官网报道，截至2020年11月16日24时，我国31个省（自治区、直辖市）和新疆生产建设兵团累计报告确诊病例86 361例，累计治愈出院81 374例，累计死亡病例4 634例，现有疑似病例2例。毫无疑问，这些最新的疫情统计信息得益于我国强大的疫情报告制度。在新发传染病疫情的推动下，我国传染病上报制度将在抗疫实战中不断完善，我国公共卫生事业的发展将更上一个台阶。

（张文丽　胡何晶）

第二节　传染病疑似病例筛查条件的确定

一、法定和新发传染病综述

1. 法定甲类传染病

（1）鼠疫：鼠疫是《传染病防治法》规定的甲类传染病，是一种自然疫源性疾病，其病原体为鼠疫耶尔森菌，传染源为鼠疫染疫动物以及鼠疫患者，主要经跳蚤叮咬传播，也可经直接接触传播、经飞沫传播。人类对鼠疫普遍易感。鼠疫的潜伏期较短，一般在1～6天之间，多为2～3天，个别病例可达8～9天。鼠疫的全身症状主要表现为发病急剧，高热、寒战、剧烈头痛，有时出现中枢性呕吐、呼吸促迫、心动过速、血压下降。病情进展迅速，重症患者早期即可出现血压下降、意识不清、谵语等。临床上鼠疫可以分为腺鼠疫、肺鼠疫、败血症型鼠疫、肠鼠疫、脑膜炎型鼠疫、皮肤鼠疫以及眼鼠疫，其中肺鼠疫和败血症型鼠疫依据感染途径又可划分为原发性和继发性鼠疫，腺鼠疫为鼠疫临床常见类型，而原发性肺鼠疫是临床上鼠疫的最重病型。

（2）霍乱：霍乱是由致病性霍乱弧菌引起的急性肠道烈性传染病，被我国传染病防治法列为甲类传染病。霍乱患者及带菌者为主要传染源，病原体可经被污染的水源、食物，日常生活接触及昆虫媒介作用进行传播，人群普遍易感。霍乱潜伏期为1～3天，短者数小时，长者可达1周，多急性起病。临床可分为轻型、中型、重型霍乱以及中毒型霍乱。轻型病例常表现为无痛性腹泻，可伴有呕吐；中、重型病例表现为频繁剧烈的腹泻，粪便性状为水样便，可伴呕吐，迅速出现脱水、循环衰竭及肌肉痉挛等休克表现。

2. 法定乙类传染病

（1）新型冠状病毒肺炎：新型冠状病毒肺炎虽然划分为乙类传染病，但按照甲类进行管理。新型冠状病毒肺炎是由新型冠状病毒（SARS-CoV-2）引起的传染病，宿主不明确，人群普遍易感，传染源主要是新型冠状病毒感染患者和无症状感染者。经呼吸道飞沫和密切接触传播是主要的传播途径，接触病毒污染的物品也可造成感染，在相对封闭的环境中长时间暴露于高浓度气溶胶情况下存在经气溶胶传播的可能。在粪便、尿液中可分离到新型冠状病毒。以发热、干咳、乏力为主要表现。部分患者以嗅觉、味觉减退或丧失等为首发症状，少数患者伴有鼻塞、流涕、咽痛、结膜炎、肌痛和腹泻等症状。重症患者多在发病1周后出现呼吸困难和（或）低氧血症，严重者可快速进展为急性呼吸窘迫综合征、脓毒症休克、难以纠正的代谢性酸中毒和出凝血功能障碍及多器官功能衰竭等。极少数患者还可有中枢神经系统受累及肢端缺血性坏死等表现。值得注意的是，重型、危重型患者病程中可为中低热，甚至无明显发热。轻型患者可表现为低热、轻微乏力、嗅觉及味觉障碍等，无肺炎表现。少数患者在感染新型冠状病毒后可无明显临床症状。多数患者预后良好，少数患者病情危重，多见于老年人、有慢性基础疾病者、孕晚期和围产期女性、肥胖人群。儿童病例症状相对较轻，部分儿童及新生儿病例症状可不典型，表现为呕吐、腹泻等消化道症状或仅表现为反应差、呼吸急促。极少数儿童可有多系统炎症综合征（MIS-C），出现类似川崎病或不典型川崎病表现、中毒性休克综合征或巨噬细胞活化综合征等，多发生于恢复期。主要表现为发热伴皮疹、非化脓性结膜炎、黏膜炎症、低血压或休克、凝血功能障碍、急性消化道症状等。一旦发生，病情可在短期内急剧恶化。新型冠状病毒肺炎虽然划分为乙类传染病，但按照甲类进行管理。

（2）传染性非典型肺炎：传染性非典型肺炎是由SARS冠状病毒（SARS-CoV）引起的急性呼吸道传染病，世界卫生组织（WHO）将其命名为严重急性呼吸综合征。以发热为首发症状，可有畏寒，呈不规则热或弛张热、稽留热等，热程多为1～2周；伴有头痛、肌肉酸痛、全身乏力和腹泻。重症患者会出现呼吸衰竭。本病为呼吸道传染病，主要传播方式为近距离飞沫传播或接触患者呼吸道分泌物。传染性非典型肺炎虽然划分为乙类传染病，但是因为其发病急、病死率高，按照甲类进行管理。

（3）AIDS：AIDS，即获得性免疫缺陷综合征（艾滋病），其病原体为人类免疫缺陷病毒（human immunodeficiency virus，HIV），亦称艾滋病病毒，AIDS 的传染源为 AIDS 患者和 HIV 感染者，传播途径包括经性接触传播，经血液及血液制品传播，经母婴传播，经器官移植、人工授精或污染的器械等传播，医务人员被 HIV 污染的针刺伤或破损皮肤受污染也可引起 HIV 的传播。人群对 AIDS 普遍易感，该病存在高风险感染人群，为男 - 男同性恋者、静脉药物依赖者、性乱者、多次接受输血或血液制品者。AIDS 潜伏期平均为 8 ～ 9 年，临床表现分为急性期、无症状期和艾滋病期，急性期临床表现以发热最为常见，艾滋病期表现为持续性的发热、盗汗和腹泻以及各种机会性感染和肿瘤。

（4）病毒性肝炎：病毒性肝炎是由各种肝炎病毒引起，以肝损伤为主的全身性传染病。依据病原学，病毒性肝炎可分为甲型、乙型、丙型、丁型、戊型 5 型，不同类型病毒引起的肝炎潜伏期不同：甲型肝炎为 2 ～ 6 周，平均 4 周；乙型肝炎为 1 ～ 6 个月，平均 3 个月；丙型肝炎为 2 周至 6 个月，平均 40 天；丁型肝炎为 4 ～ 20 周；戊型肝炎为 2 ～ 9 周，平均 6 周。人体对各型肝炎病毒普遍易感，不同类型病毒性肝炎临床表现均以疲乏、食欲减退、厌油、肝功能异常为主。甲型肝炎和戊型肝炎主要表现为急性感染，传染源为患者和隐性感染者，经粪 - 口途径传播；乙型肝炎、丙型肝炎、丁型肝炎多呈慢性感染，少数病例可发展为肝硬化或肝癌，主要经血液、体液等胃肠外途径传播，乙型肝炎、丙型肝炎传染源为主要是急、慢性乙型肝炎、丙型肝炎患者和病毒携带者，丁肝病毒与乙肝病毒以重叠 / 同时感染形式存在。

（5）脊髓灰质炎：脊髓灰质炎是由脊髓灰质炎病毒所致的急性消化道传染病，人是脊髓灰质炎病毒的唯一自然宿主，隐性感染和轻症麻痹型患者是本病的主要传染源，主要通过粪 - 口途径传播，人群普遍易感。脊髓灰质炎潜伏期为 5 ～ 35 天，临床表现早期可有发热、咽部不适、烦躁、腹泻或便秘、多汗、恶心、肌肉酸痛等症状，后出现不对称性弛缓性瘫痪，躯体或肢体肌张力减弱，肌力下降，深部腱反射减弱或消失，无感觉障碍。脊髓灰质炎虽然划分为乙类传染病，但按照甲类进行管理。

（6）人感染高致病性禽流感：人感染高致病性禽流感是由不同亚型禽流感病毒属甲型中的一些毒株所引起的急性呼吸道传染病，现已发现 H5、H7、H9 和 H10 亚型病毒中的一些毒株的致病性。该病传染源主要为患禽流感或携带禽流感病毒的家禽，传染途径为经呼吸道传播和经密切接触传播，部分病毒亚株可经眼结膜、胃肠道和皮肤损伤感染。人群对禽流感病毒普遍易感。人感染高致病性禽流感的潜伏期为 1 ～ 7 天，通常为 2 ～ 4 天。患者在潜伏期末即有传染性，在病初的 2 ～ 3 天传染性最强。人感染 H5N1 亚型禽流感多急性起病，始发症状一般表现为流感样症状，出现高热，常伴有咳嗽、咳痰、咽痛、流涕、鼻塞、呼吸困难、头痛、肌肉酸痛和全身不适，部分患者可有恶心、腹痛、腹泻等消化道症状，轻症患者预后良好，但重症患者病情发展迅速，严重者可死亡。H7 亚型禽流感病毒感染者症状较轻，多数患者只出现结膜炎或上呼吸道卡他症状，H9N2 和 H10N7 亚型禽流感病毒感染者仅出现一过性流感样症状。人感染高致病性禽流感虽然被划分为乙类传染病，但按照甲类进行管理。

（7）麻疹：麻疹是由麻疹病毒引起的急性呼吸道传染病，麻疹患者是该病的唯一传染源，经呼吸道传播为主要传播途径。人群对麻疹病毒普遍易感。麻疹潜伏期为 6 ~ 21 天，平均为 10 天，主要临床表现为发热、咳嗽、流涕等上呼吸道卡他症状及结膜炎、口腔麻疹黏膜斑（Koplik's spots）及皮肤斑丘疹。

（8）流行性出血热：流行性出血热，又称肾综合征出血热，是由汉坦病毒属各种病毒引起的一种自然疫源性疾病，传染源主要为啮齿类动物，在我国以褐家鼠为主要宿主和传染源，传播途径包括经呼吸道传播、经消化道传播、经接触传播、垂直传播和虫媒传播。人群对汉坦病毒普遍易感。流行性出血热潜伏期为 4 ~ 46 天，一般 7 ~ 14 天，典型病程包括发热期、低血压休克期、少尿期、多尿期和恢复期 5 期。轻型病例可出现越期现象，重症患者可出现发热期、休克期和少尿期之间的重叠。

（9）狂犬病：狂犬病是由狂犬病毒引起的一种以侵犯中枢神经系统为主的急性人兽共患传染病，传染源为带病毒动物，我国主要传染源为病犬，其次为猫、猪、牛、马等，病毒主要通过咬伤传播，也可由带病毒犬的唾液，经各种伤口和抓伤、舔伤的黏膜和皮肤入侵，少数可在宰杀病犬、剥皮、切割等过程中被感染，器官移植也可传播狂犬病。人群对狂犬病毒普遍易感。狂犬病潜伏期长短不一，大多在 3 个月内发病，也可长达 10 年以上。临床病程分为 3 期，分别为前驱期、兴奋期和麻痹期。狂犬病是所有传染病中最凶险的病毒性疾病，一旦发病，病死率达 100%。

（10）流行性乙型脑炎：流行性乙型脑炎，又称日本脑炎，简称乙脑，是由乙型脑炎病毒引起的以脑实质炎症为主要病变的中枢神经系统急性传染病。该病为人兽共患的自然疫源性疾病，猪是主要传染源，一般通过蚊虫叮咬进行传播。人群对乙脑病毒普遍易感。流行性乙型脑炎潜伏期为 4 ~ 21 天，一般为 10 ~ 14 天，多急性起病，有发热、头痛、喷射性呕吐，发热 2 ~ 3 天后出现不同程度的意识障碍，重症患者可出现全身抽搐、强直性痉挛或瘫痪等中枢神经症状，严重病例出现中枢性呼吸衰竭。

（11）登革热：登革热是由登革病毒引起的急性传染病，登革热患者、隐性感染者、带病毒的非人灵长类动物是登革热的主要传染源，主要经媒介伊蚊叮咬吸血传播，人群普遍易感。登革热潜伏期为 3 ~ 14 天，平均 7 天，临床主要表现为突起发热，全身肌肉、骨、关节痛，极度疲乏，皮疹，淋巴结肿大及白细胞减少。重症登革热是登革热的一种严重类型，起病类似典型登革热，发热 2 ~ 5 天后病情突然加重，多器官大量出血和休克，血液浓缩，血小板减少，白细胞增多，肝大，多见于儿童，病死率较高。

（12）炭疽：炭疽是由炭疽芽孢杆菌引起的一种人兽共患急性传染病，属于我国法定乙类传染病（其中肺炭疽按甲类进行管理）。传染源主要为患病的草食动物，如牛、羊、马等。人对炭疽杆菌普遍易感，主要通过接触患有炭疽的动物或污染的动物制品、环境感染而患病。临床上将炭疽分为皮肤炭疽、肺炭疽、肠炭疽、脑膜炎型炭疽和败血症型炭疽。各型炭疽潜伏期略有不同，其中，皮肤炭疽最常见，其潜伏期相对较长，一般为 1 ~ 5 天。典型损害表现为具有黑痂的浅溃疡，周边有小水疱，附近组织有较为广泛的非凹陷性水肿。皮肤炭疽病死率较低，其他各型炭疽的病死率均较高。

（13）细菌性痢疾：细菌性痢疾，简称菌痢，是由志贺菌引起的一种肠道传染病，其传染源为急、慢性菌痢患者和带菌者，主要经粪-口途径传播，人群普遍易感。菌痢潜伏期一般为 1～4 天，主要表现为腹痛、腹泻、排黏液脓血便和里急后重等，可伴有发热及全身毒血症症状，严重者可出现感染性休克和（或）中毒性脑病。由于志贺菌各组及各血清型之间无交叉免疫，且病后免疫力差，故可反复感染。一般为急性发作，少数迁延成慢性。

（14）阿米巴痢疾：阿米巴痢疾是由溶组织阿米巴寄生于结肠所引起的疾病，慢性患者、恢复期患者及无症状包囊携带者粪便中持续排出的包囊为主要传染源，经口感染是主要的传播途径。人群对溶组织内阿米巴包囊普遍易感，但婴儿与儿童发病相对较少。阿米巴痢疾潜伏期一般为 3 周。典型临床表现为腹泻，排果酱样黏液血便，每天三至十余次，便量中等，粪质较多，有腥臭，伴有腹胀或轻中度腹痛，盲肠与升结肠部位轻度压痛，粪便镜检可发现滋养体。典型急性表现未经治疗或治疗不彻底者易复发或转为慢性。

（15）肺结核：肺结核是由结核分枝杆菌引起的一种慢性传染病，排菌肺结核患者是肺结核传播的主要传染源。结核分枝杆菌主要通过飞沫进行传播，该病高发于社会经济落后地区人群。肺结核多数起病缓慢，部分患者可无明显症状，仅在胸部影像学检查时发现。随着病变进展，可出现咳嗽、咳痰、痰中带血或咯血等症状，部分患者可有反复发作的上呼吸道感染症状。肺结核还可出现全身症状，如盗汗、疲乏、间断或持续午后低热、食欲缺乏、体重减轻等，女性患者可伴有月经失调或闭经。少数患者起病急骤，有中、高度发热，部分伴有不同程度的呼吸困难。

（16）伤寒和副伤寒：伤寒和副伤寒是由伤寒沙门菌和甲、乙、丙型副伤寒沙门菌引起的急性肠道传染病。带菌者或患者是唯一传染源，主要经粪 - 口途径传播，未患过伤寒或未接种疫苗人群普遍易感。伤寒潜伏期与感染量和机体免疫状态有关，波动范围为 3 ~ 60 天，通常为 7 ~ 14 天；副伤寒潜伏期为 2 ~ 15 天，一般 8 ~ 10 天。临床特征为持续性发热、神经系统中毒症状和消化道症状、相对缓脉、玫瑰疹、肝脾大、白细胞减少、嗜酸性粒细胞减少或消失，有时可出现肠出血、肠穿孔中毒性肝炎、中毒性心肌炎等严重并发症。

（17）流行性脑脊髓膜炎：流行性脑脊髓膜炎简称为流脑，是由脑膜炎奈瑟菌引起的急性化脓性脑膜炎。带菌者和流脑患者是本病的传染源，人是本菌唯一的天然宿主。该病主要经飞沫传播，人群普遍易感。流脑潜伏期一般为 1 ~ 2 天，主要临床表现是突发高热、剧烈头痛、频繁呕吐、皮肤黏膜瘀点和瘀斑及脑膜刺激征，重症患者可有不同程度的意识障碍和（或）感染性休克。

（18）百日咳：百日咳是由百日咳鲍特菌引起的急性呼吸道传染病，百日咳患者、隐性感染者以及带菌者为本病的传染源，传播途径为经呼吸道飞沫传播。人群对百日咳普遍易感，5 岁以下儿童易感性最高。百日咳潜伏期为 2 ~ 21 天，平均 7 ~ 10 天，临床特点为阵发性、痉挛性咳嗽，以及咳嗽终止时伴有鸡鸣样吸气声。虽然计划免疫接种早已推广，其发病率明显下降，但百日咳尚未能在全球得到控制，近年来有复燃趋势。

（19）白喉：白喉是由白喉杆菌引起的急性呼吸道传染病，属于乙类传染病。白喉患者和带菌者为该病传染源，传播途径为经呼吸道飞沫传播，人群普遍易感。白喉潜伏期为 1 ~ 7

天，多为 2～4 天，临床主要表现为咽、喉部灰白色假膜和全身毒血症症状，严重者可并发心肌炎和周围神经麻痹。

（20）新生儿破伤风：新生儿破伤风是由破伤风梭状杆菌侵入脐部，产生毒素而引起以牙关紧闭和全身肌肉强直性痉挛为特征的急性严重感染性疾病。

（21）猩红热：猩红热是 A 族 2 型链球菌引起的急性呼吸道传染病，该病传染源为猩红热患者及带菌者，传播途径主要为经空气飞沫传播，人群普遍易感。猩红热潜伏期为 1～7 天，一般为 2～3 天，临床特征为发热、咽峡炎、全身弥漫性鲜红色皮疹和疹后明显脱屑，少数患者病后可出现变态反应性心、肾、关节损害。

（22）布鲁氏菌病：布鲁氏菌病又称波状热，是布鲁氏菌引起的自然疫源性疾病，家禽、家畜、野生动物是布鲁氏菌的宿主，可经皮肤及黏膜接触、消化道、呼吸道传播。人群普遍易感，病后可获得较强免疫力。布鲁氏菌病潜伏期一般为 1～3 周，平均 2 周，临床上以长期发热、多汗、乏力、肌肉和关节疼痛、肝脾大及淋巴结肿大为主要特点，病程超过 6 个月则为慢性感染。

（23）淋病：淋病由淋病奈瑟球菌感染泌尿生殖系统、肛门和直肠、咽部等所致的，以化脓性炎症为主要特征的一种性传播疾病。该病主要通过性接触传播，潜伏期为 1～10 天，常为 3～5 天，主要引起尿道炎、宫颈炎、直肠炎、咽炎等，如不及时治疗可向周围组织扩散，引起相应的并发症和后遗症，甚至通过血行播散，引起脑膜炎、心内膜炎等；也可通过母婴传播引起新生儿眼炎等。

（24）梅毒：梅毒是由梅毒螺旋体引起的一种慢性传染病，显性、隐性感染者为传染源，主要通过性接触传播，也可经垂直传播，人群对梅毒螺旋体普遍易感。疾病早期，梅毒螺旋体主要侵犯皮肤黏膜，晚期可侵犯血管、中枢神经系统及全身各器官，是一种复杂的全身性疾病。

（25）钩端螺旋体病：钩端螺旋体病简称钩体病，是由致病性钩端螺旋体所引起的急性动物源性传染病，鼠类和猪是主要传染源，可经直接接触、消化道传播，人群普遍易感。钩体病潜伏期多为 7 ~ 14 天，主要临床特征早期为钩端螺旋体血症，中期为各脏器损害和功能障碍，后期为各种迟发性变态反应。重症患者有明显的肝、肾、中枢神经系统损害和肺弥漫性出血，甚至危及生命。

（26）血吸虫病：血吸虫病是由血吸虫寄生于人体所致的疾病，在我国特指日本血吸虫病，是由日本血吸虫寄生于门静脉系统所引起的疾病。该病患者和保虫宿主是传染源，传播的3 个条件为虫卵随粪便入水、钉螺孳生和接触疫水。人群对血吸虫普遍易感，感染后潜伏期长短不一，多为 30 ~ 60 天。急性期临床表现有发热、腹痛、腹泻或脓血便，肝大与压痛等，血中嗜酸性粒细胞显著增多；慢性期以肝脾大或慢性腹泻为主。晚期则以门静脉周围纤维化病变为主，可发展为肝硬化、巨脾与腹水等，有时可发生血吸虫病异位损害。

（27）疟疾：疟疾是由人类疟原虫感染引起的寄生虫病，疟疾患者和带疟原虫者为传染源，主要由雌性按蚊叮咬传播，人群普遍易感。疟原虫先侵入肝细胞发育繁殖，再侵入红细胞繁殖，引起红细胞成批破裂而发病。不同疟原虫潜伏期有所不同，间日疟和卵形疟的潜伏期为 13 ~ 15 天，三日疟为24 ~ 30 天，恶性疟为 7 ~ 12 天，临床上以反复发作的间歇性寒战、高热、继之大汗后缓解为特点。间日疟及卵形疟可出现复发，恶性疟发热常不规则，病情较重，并可引起脑型疟等凶险发作。

（28）人感染 H7N9 亚型禽流感：人感染 H7N9 亚型禽流感是由 H7N9 亚型禽流感病毒引起的急性呼吸道感染性疾病，传染源可能为携带 H7N9 亚型禽流感病毒的禽类。可经呼吸道传播或密切接触感染禽类的分泌物或排泄物而感染，或通过接触病毒污染的环境传播至人，不排除有限的非持续的人传人。大部分为散发病例，有个别家庭聚集发病现象，尚无持续人际间传播的证据。患者一般表现为流感样症状，如发热、咳嗽、少痰，可伴有头痛、肌肉酸痛、腹泻等全身症状。重症患者病情发展迅速，多在发病 3～7 天出现重症肺炎，体温大多持续在 39℃ 以上，出现呼吸困难，可伴有咳血痰。常快速进展为急性呼吸窘迫综合征、脓毒症、感染性休克，甚至多器官功能障碍，部分患者可出现胸腔积液等表现。

3. 法定丙类传染病

（1）流行性感冒：流行性感冒是由流感病毒引起的急性呼吸道传染病，患者和隐性感染者是主要传染源，传染途径为经呼吸道飞沫传播，人群普遍易感。甲型、乙型流感病毒每年呈季节性流行，其中甲型流感可引起全球大流行。流感潜伏期一般为 1～7 天，多为 2～4 天，临床特点为上呼吸道卡他症状较轻，而高热、头痛、乏力等全身中毒症状较重，病程多具有自限性，但部分患者出现肺炎等并发症或因有基础疾病而发展成为重症病例。

（2）流行性腮腺炎：流行性腮腺炎是由腮腺炎病毒引起的急性呼吸道传染病，以腮腺非化脓性炎症、腮腺区肿痛为临床特征，主要发生在儿童和青少年。腮腺炎病毒除侵犯腮腺外，还能侵犯神经系统及各种腺体组织，引起儿童脑膜炎、脑膜脑炎，青春期后可引起睾丸炎、卵巢炎和胰腺炎等。该病传染源为早期患者及隐性感染者，主要经呼吸道飞沫传播，人群普遍易感，潜伏期为 8 ～ 30 天，平均为 18 天。

（3）风疹：风疹是由风疹病毒感染引起的急性传染病，其患者为传染源，传播途径为经呼吸道飞沫传播，人群普遍易感。该病潜伏期为 14 ～ 21 天，平均为 18 天，临床症状以发热、全身性皮疹、淋巴结肿大为特点，孕妇在孕早期感染风疹病毒可引起胎儿感染，造成发育迟缓和胎儿畸形等后果。

（4）急性出血性结膜炎：急性出血性结膜炎主要由柯萨奇病毒 A24 型和肠道病毒 70 型感染引起，在世界各地均有流行。本病传染性强，潜伏期较短，一般为 12 ～ 24 小时。感染患者为主要传染源，主要经手或污染物品直接接触眼睛而感染，人群普遍易感。眼科器械消毒不彻底或医务人员忽视手卫生也可引起医院内传播。多数患者感染后经 1 天左右的潜伏期即出现急性结膜炎，表现突然眼睑红肿、结膜充血、流泪、眼痛、畏光，可有脓性分泌物，可伴有结膜下出血及角膜炎，多数 1 ～ 2 周自愈。

（5）麻风病：麻风是由麻风分枝杆菌引起的一种慢性传染病，主要病变在皮肤和周围神经，临床表现为麻木性皮肤损害、神经粗大，严重者甚至肢端残废。

（6）流行性斑疹伤寒 / 地方性斑疹伤寒：流行性斑疹伤寒又称风传斑疹伤寒，是由普氏立克次体引起，通过人虱传播的急性传染病。患者是唯一传染源，人群普遍易感。该病潜伏期为 5 ～ 23 天，平均 10 ～ 14 天。临床上以急性起病、稽留高热、剧烈头痛、皮疹与中枢神经系统症状为主要特征，病程为 2 ～ 3 周，40 岁以上患者病情相对较重。

（7）黑热病：黑热病又称内脏利什曼病，是杜氏利什曼原虫感染引起的慢性地方性传染病。患者及病犬为主要传染源，经白蛉叮咬传播，人群普遍易感。临床上以长期不规则发热、消瘦、肝脾大、全血细胞减少及血清球蛋白增多为特征；此外，可出现面部、手、足及腹部皮肤色素沉着。

（8）包虫病：包虫病，又称棘球蚴病，是棘球绦虫的蚴虫感染人体所致的寄生虫病。棘球绦虫有16种，寄生于人体的有细粒棘球绦虫、多房棘球绦虫、伏氏棘球绦虫和少节棘球绦虫4种，其蚴虫分别引起囊型棘球蚴病、泡型棘球蚴病、伏氏棘球蚴病和少节棘球蚴病。我国流行的人体棘球蚴病有2种，即囊型棘球蚴病和泡型棘球蚴病。

（9）丝虫病：丝虫病是由丝虫寄生于人体淋巴组织、皮下组织或浆膜腔所引起的寄生虫病。目前已知能寄生于人体的丝虫有8种：班氏丝虫、帝纹丝虫寄生于人体的淋巴系统，盘尾丝虫、罗阿丝虫、链尾丝虫寄生于人体皮下组织，常现丝虫、奥氏丝虫寄生于人体体腔。丝虫病的早期临床特征主要为淋巴管炎与淋巴结炎，晚期为淋巴管阻塞及其产生的系列症状。

（10）感染性腹泻：感染性腹泻是由病原微生物及其产物或寄生虫所引起的、以腹泻为主要临床特征的一组肠道传染病，指霍乱、痢疾、伤寒、副伤寒以外的感染性腹泻，包括沙门菌肠炎、肠致病性大肠埃希菌肠炎、致泻性弧菌肠炎、弯曲菌肠炎、小肠结肠炎耶尔森菌肠炎、轮状病毒肠炎、诺瓦克病毒性肠炎、腺病毒性肠炎、隐孢子虫病和蓝氏贾第鞭毛虫肠炎。

（11）手足口病：手足口病是由肠道病毒引起的传染病，引发手足口病的肠道病毒有20多种（型），其中以柯萨奇病毒A16型（Cox A16）和肠道病毒71型（EV71）最为常见。多发生于5岁以下儿童，感染途径包括消化道、呼吸道及接触传播。临床表现有口痛，厌食，低热，手、足、口腔等部位出现小疱疹或小溃疡。多数患儿一周左右自愈，少数患儿可有心肌炎、肺水肿、无菌性脑膜脑炎等并发症，个别重症患儿病情发展快，导致死亡。

4. 其他新发传染病综述

（1）人感染高致病性禽流感（H5N1 亚型）：人感染高致病性禽流感（H5N1 亚型）的传染源为携带病毒的禽类。目前研究认为，人感染 H5N1 亚型禽流感的主要途径是密切接触病死禽，高危行为包括宰杀、拔毛和加工被感染禽类。少数案例中，当儿童在散养家禽频繁出现的区域玩耍时，暴露于家禽的粪便也被认为是一种传染来源。目前研究的多数证据表明存在禽-人传播，可能存在环境（禽排泄物污染的环境）-人传播，以及少数非持续的 H5N1 亚型禽流感人间传播[55-58]。发病初期表现为流感样症状，包括发热、咳嗽，可伴有头痛、肌肉酸痛和全身不适，也可以出现流涕、鼻塞、咽痛等。病变较重或病情发展迅速时，出现胸闷和呼吸困难等症状。呼吸系统症状出现较早，一般在发病后 1 周内即可出现，持续时间较长，部分患者在经过治疗 1 个月后仍有较为严重的咳嗽、咳痰。在疾病初期即有胸闷、气短以及呼吸困难，常提示肺内病变进展迅速，将会迅速发展为严重缺氧状态和呼吸衰竭。重症患者病情发展迅速，多在 5 ~ 7 天出现重症肺炎，体温大多持续在 39℃以上，呼吸困难，可伴有咯血痰，可快速进展为急性呼吸窘迫综合征、脓毒血症、感染性休克。部分患者可出现纵隔气肿、胸腔积液等[59]。

（2）疱疹性咽峡炎：疱疹性咽峡炎类似手足口病，是由多种（型）肠道病毒（如柯萨奇病毒、埃可病毒等）引起的，以发热、咽红、咽痛、上腭黏膜水疱为主要症状的婴幼儿期的常见传染性疾病。在夏、秋季节流行，冬季也会有发生[60]。

（3）甲型 H1N1 流感：甲型 H1N1 流感为急性呼吸道传染

病，其病原体是一种新型的甲型 H1N1 流感病毒，该病毒毒株包含有猪流感、禽流感和人流感 3 种流感病毒的基因片段。人群对甲型 H1N1 流感病毒普遍易感，并可以人传染人。人感染甲型 H1N1 流感病毒后的早期症状与普通流感相似，包括发热、咳嗽、咽痛、身体疼痛、头痛、发冷和疲劳等，有些人还会出现腹泻或呕吐、肌痛或疲倦、眼睛发红等[61]。

（4）中东呼吸综合征（MERS）：MERS 是由一种新型冠状病毒（MERS-CoV）引起的病毒性呼吸道传染性疾病，该病于 2012 年 6 月首次出现在沙特阿拉伯，之后在中东等地传播，进而传播至其他国家。临床表现主要是发热伴寒战、咳嗽、气短、肌肉酸痛。腹泻、恶心呕吐、腹痛等胃肠道表现也较为常见[62-64]。

（5）埃博拉出血热（埃博拉病毒病）：埃博拉出血热是由埃博拉病毒引起的一种急性出血性传染病，本病于 1976 年在非洲首次发现，主要在乌干达、刚果、加蓬、苏丹、科特迪瓦、南非、几内亚、利比里亚、塞拉利昂、尼日利亚等非洲国家流行。因始发于扎伊尔北部的埃博拉河流，并在该区域严重流行，被称为埃博拉病毒病[65]。埃博拉病毒是一种人兽共患的病原体，主要通过接触患者或感染动物的血液、体液、分泌物和排泄物等而感染。该病潜伏期为 2 ～ 21 天，大多数患者在感染 8 ～ 9 天后病情危重。临床表现主要为突起高热、头痛、喉咙痛、关节痛等全身中毒症状，继之出现严重呕吐、腹泻。可在 24 ～ 48 小时内发生凝血功能障碍与血小板减少症，从而导致鼻腔或口腔内出血，伴随皮肤出血性水疱。在 3 ～ 5 天内，出现肾功能衰竭，并导致多器官功能衰竭和弥散性血管内凝血，伴随明显的体液流失。埃博拉出血热病死率高，可达 50% ～ 90%[66-68]。

（6）寨卡病毒病：寨卡病毒病是由寨卡病毒引起的传染病，主要通过蚊虫进行传播，宿主不明确，主要在野生灵长类动物和栖息在树上的蚊子，如非洲伊蚊中循环。该病毒最早于1947年偶然通过黄热病监测网络在乌干达寨卡丛林的恒河猴中发现，随后于1952年在乌干达和坦桑尼亚人群中发现。该病毒活动一直比较隐匿，仅在赤道周围的非洲、美洲、亚洲和太平洋地区有寨卡病毒病散发病例。最早的一次暴发流行于2007年发生在西太平洋密克罗尼亚群岛的雅浦岛，更大的一次流行于2013—2014年发生在大洋洲的法属波利尼西亚，感染了约32 000人[69]。寨卡病毒感染者中，只有约20%会表现轻微症状，典型的症状包括急性起病的低热、斑丘疹、关节疼痛（主要累及手、足小关节）、结膜炎，其他症状包括肌痛、头痛、眼眶痛及无力，少见的症状包括腹痛、恶心、呕吐、黏膜溃疡和皮肤瘙痒。症状通常较温和，持续不到1周，需要住院治疗的严重病例并不常见。有报道称寨卡病毒病可能会造成神经和自身免疫系统并发症。有证据表明寨卡病毒与小头症之间存有关联[70]。

（7）黄热病：黄热病是世界卫生组织规定的国际检疫传染病，17D黄热病减毒活疫苗也是世界卫生组织推荐的国际旅行必打疫苗。黄热病是由黄热病毒引起，主要通过伊蚊叮咬传播的急性传染病。临床以高热、头痛、黄疸、蛋白尿、相对缓脉和出血等为主要表现。本病死亡率高，传染性强，在18—19世纪被认为是特别危险的传染病之一。随着人们对该病传播途径的认识以及疫苗的使用，现在该病主要在非洲和南美洲的热带和亚热带呈地方性流行。随着国际交流和人口流动加大，其他洲、地区和国家也不断出现输入性病例[71]。该病潜伏期为3～6天，多数受染者症状较轻，可仅表现为发热、头痛、轻度蛋白尿等，持续数日即恢复。重型患者约占病例的15%，病死率可达30%～50%。典型病程经过可分为4期：①感染期，急起高热伴有寒战、剧烈头痛及全身痛，明显乏力、食欲缺乏、恶心、呕吐、腹泻或便秘等。心率与发热平行，以后转为相对心搏徐缓。本期持续约3天，此期病毒在血中达高滴度，成为蚊虫感染的来源，末期可有轻度黄疸、蛋白尿。②缓解期，发热部分或完全消退，症状缓解，持续数小时至24小时。③中毒期，发热与症状重新出现并加重，出现肝、肾、心血管功能损害以及出血症状。本期突出症状为严重的出血、心脏常扩大、心搏徐缓、心音变弱、血压降低，常伴有脱水、酸中毒，严重者出现谵妄、昏迷、尿闭、顽固性呃逆、大量呕血、休克等。本期持续3～4天或2周。常在第7～10天发生死亡。④恢复期，体温下降至正常。症状和蛋白尿逐渐消失，但乏力可持续1～2周或更久。此期仍需密切观察心脏情况，个别病例可因心律不齐或心功能衰竭死亡。存活病例一般无后遗症。截至目前，尚无治疗黄热病的特效药，除了一般治疗与对症治疗外，只能通过接种黄热病疫苗的方法来进行预防[72]。

二、已知传染病主要症状、体征分析

通过对我国法定传染病和国际上新发传染病主要症状和体征的梳理，我们共提炼出各种传染病的457个主要临床症状和159个体征，通过频数分析，提炼出已知传染病中出现频率较高的症状有发热、头痛、恶心、乏力、呕吐、腹泻、腹痛、腹胀、皮疹（丘疹、斑丘疹）、畏寒、寒战、全身不适、出血、咳嗽、流涕、咽痛、呼吸困难、关节疼痛、黄疸、结膜炎、食欲减退等。其中发热、头痛、呕吐、恶心、乏力、腹泻、咳嗽、腹痛、呼吸困难和食欲减退排在前10位（表2-1）。

表 2-1   已知传染病的高发临床症状

排序	主要症状	出现频次
1	发热	42
2	头痛	24
3	呕吐	19
4	恶心	15
5	乏力	17
6	腹泻	16
7	咳嗽	15
8	腹痛	11
9	呼吸困难	9
10	食欲减退	9
11	皮疹（丘疹、斑丘疹）	8
12	畏寒、寒战	8
13	全身不适	7
14	出血	7
15	流涕	6
16	关节疼痛	6
17	腹胀	5
18	黄疸	5
19	结膜炎	5
20	咽痛	5

三、新发传染病疑似预警特征的指标筛选及建立

根据已知传染病的症状、体征和辅助检查高频特征，经过文献综述和专家座谈后编制完成 Delphi 专家咨询一览表，一览表包括备选指标评价及专家自我评价两个部分。在"第一部

分：备选指标评价"中，请专家对各备选指标的重要性及适用性分别进行打分，并提出意见和修改建议；在"第二部分：专家自我评价"中，请专家填写自身专业背景信息，并根据自己对全部指标的总体熟悉程度及判断依据进行打分。Delphi 专家咨询所选专家既应对传染病诊治防控有丰富经验，还需熟悉医院运营管理。据此，确定所筛选的咨询专家包括综合性医院的感染科、呼吸科、急诊科、儿科、皮肤科、检验科等相关科室以及中国疾控中心传染病预防控制所的专家。在专家数量方面，根据既往研究，讨论后确定拟选 20 位专家进行咨询。函询时向专家提供咨询一览表以及相关说明文件和背景资料。

通过计算专家的积极系数、权威系数、协调系数等对咨询结果的可靠性和科学性进行评价。专家赋值依据指标重要性程度分为 5 个等级：非常重要（5 分）、重要（4 分）、一般重要（3 分）、不重要（2 分）、非常不重要（1 分）。熟悉程度分为 5 个等级：全部熟悉、大部分熟悉、基本熟悉、少部分熟悉、不熟悉。熟悉程度系数分别是 0.9、0.7、0.5、0.3、0.1。判断依据分为实践经验（高 0.5、中 0.4、低 0.3）、理论分析（高 0.3、中 0.2、低 0.1）、国内外资料参阅（高 0.1、中 0.1、低 0.1）、直观选择（高 0.1、中 0.1、低 0.1）4 类。指标筛选以同时满足重要性赋值均数 > 3.50，变异系数 < 0.30 两项指标为标准，同时结合专家意见进行指标筛选。

共发放 20 份专家咨询表，回收有效问卷 20 份，回收率100%，专家参与积极性较高。专家基本情况见表 2-2，20 位专家均为高级职称，其中 16 位专家有传染病相关临床诊疗背景，3 位专家有传染病相关基础研究背景，3 位专家有传染病相关流行病学统计背景，1 位专家有传染病相关医疗管理背景。85% 的专家从事相关领域工作 10 年及以上。

表 2-2 Delphi 咨询专家情况汇总

情况	职称		研究领域 *				从事专业年限				
	高级	副高级	临床诊疗	基础研究	流行病学统计	医疗管理	< 5	5~9	10~19	20~29	30 年及以上
人数	18	2	16	3	3	1	3	0	6	5	6
构成比	90%	10%	80%	15%	15%	5%	15%	0%	30%	25%	30%

*. 部分专家选择两个及以上的研究领域。

专家的权威程度通过权威系数（Cr）来反映。Cr 等于判断系数（Ca）和熟悉系数（Cs）的算术平均值。Ca 接近 1 时，意味着实践经验与理论分析对专家意见的影响程度较大；Ca 接近 0.6 时，则意味着实践经验与理论分析对专家意见影响较小。经计算得出，本研究专家 Ca 均值为 0.95，60% 的专家 Ca 为 1。专家对指标的熟悉程度取值为 0～1 分。经计算，本研究的专家 Cs 均值为 0.73。综合 Ca 和 Cs，获得 Cr 值为 0.84，高于文献报道的 0.70，说明本研究专家组的权威程度较高。

专家意见集中程度用指标重要性赋值均数来表示，赋值均数越大表明专家的意见越集中。各指标的重要性赋值均数最小值为 3.00，最大值为 5.00，平均为 3.91，专家意见集中程度较好。专家意见协调程度用变异系数表示。变异系数越小说明专家的协调程度越高，指标变异系数最小值为 0.00，最大值为 0.34，平均为 0.19，专家意见协调程度较好。

第一轮咨询，根据指标的删除标准及专家的意见，在症状指标中删除初拟的"头疼""寒战""食欲减退"，增加了"头晕""充血""休克"3 个指标。在体征和辅助检查中删除初拟的"脑膜刺激征阳性""血压下降"，合并了初拟的"肝触痛""肝叩痛"为"肝触痛 / 叩痛"，明确了初拟的"肺啰音"

为"肺干/湿啰音",删除了初拟的"血压下降""肝掌""静脉曲张",增加了"血小板减少""电解质紊乱""聚集性发病""来自疫区"等指标。第二轮咨询对个别指标的表述进行适当修改,专家意见基本统一。最终形成新发传染病疑似特征预警指标见表2-3。

表2-3　应用Delphi专家咨询法筛选的新发传染病疑似特征预警指标

症状		体征和辅助检查	
序号	指标	序号	指标
1	头痛	1	肝/脾大
2	发热	2	淋巴结肿大
3	呕吐	3	腹部压痛
4	咳嗽	4	肺干/湿啰音
5	腹泻	5	黄疸
6	出血	6	淋巴细胞比例下降
7	恶心	7	腹水
8	头晕	8	肝触痛/叩痛
9	乏力	9	白细胞升高
10	呼吸困难	10	肺磨玻璃密度影
11	腹痛	11	血小板减少
12	皮疹	12	电解质紊乱
13	肌肉关节痛	13	反射亢进/消失
14	充血	14	聚集性发病
15	休克	15	来自疫区

四、展望

2017年12月,国家卫生计生委(现国家卫健委)和国家中医药管理局明确提出,要围绕"互联网+"建设智慧医院。面对新冠肺炎疫情防控新形势,一些医院在原有智慧医院建设经验和项目成果的基础上进行系统改良和流程再造,一定程度上加强了医院传染病监控预警能力，也为医院对新发传染病监控预警提供了思路。本研究从已知传染病的症状、体征和辅助检查特征中，筛选出了能够用于新发传染病疑似预警特征的指标，后续研究将以此为依据建立新发传染病风险评估模型。可将新发传染病风险评估模型内嵌到医生工作站系统中，对临床数据进行实时监控，实现在医生端和管理端进行新发传染病风险预警提示，从而加强医院新发传染病监控预警能力。

（张文丽　李钦　王少利　马茹　孔菲　王媛媛）

第三节　传染病疑似病例筛查风险预警模型的训练及优化

近年人工智能方法发展迅速，广泛应用于多个社会领域，本研究旨在基于医疗大数据，利用人工智能方法训练模型，对传染病的流行趋势进行预测以及对疑似传染病进行诊断。

一、传染病趋势预测模型

1. 预测模型研究现状　传染病预测是疾病预防控制中的一项重要工作。在对传染病的流行规律进行分析的基础上，充分挖掘传染病的传播途径与因素，用科学方法对传染病未来的流行趋势做出预测是制定传染病近期与远期应对策略的重要参考方法，也是能够将被动防治变为主动预防的重要环节。不同传染病具有不同的流行特征与传播途径，同一种疾病在不同地区的影响因素与流行趋势也不尽相同。所以，要对不同情况应用不同的研究方法。例如，有基于微分方程的封闭体系SEIR 动力学模型[73]；将传染病流行趋势的数据序列看作随机序列，利用随机变量的依存关系与自相关性进行分析的自回归模型[74]；以及当前发展迅猛的人工智能方法，如多种机器学习算法[75-77]与深度学习方法[78-79]。不同的方法或模型将直接影响预测结果的合理性与准确性，所以，应根据不同传染病、不同实际应用场景灵活选择有效方法。

有研究基于传染病动力学模型对 COVID-19 疾病的流行趋势进行研究[80]。动力学模型中参数数量较少，且皆被赋予了一定的实际意义，可解释性较强，但该方法参数数值需要人工调整，且需要多个人群种类数据，然而其中潜伏期患者数量、康复期患者数量等群体数据较难获得，因此存在应用局限性。为避免多群体数据序列难以获得的问题，可以使用多项式函数拟合曲线[81]。此方法只需使用确诊数量的数据序列，且随着多项式次数的增加能够拟合更加复杂的函数曲线。但值得注意的是，多项式函数是通过将数据序列与时间横坐标 x 代入方程式进行计算，所以无法在实际中根据当前时间条件进行灵活预测。考虑当前多种方法的优劣，本研究采用深度学习方法构建多维自回归模型对传染病的流行趋势进行预测。该模型能够同时考虑多种流行病学特征，并以多时间尺度实时对流行趋势进行较为准确的预测。

2. 数据采集与预处理

（1）医院业务数据的积累：采用 Hadoop 大数据技术架构体系打造全量实时数据中心，集成 Hadoop 分布式文件系统（HDFS）、HBase 列式数据库、Hive 数据仓库、Mahout 机器学习等，可方便地进行数据存储和分析计算。深入挖掘医院 10 年来积累的近 3 000 万份优质历史病历数据，应用大数据技术对临床数据进行清洗和归集，集中存储和统一管理。为各项智能化应用提供了必备的数据基础。

（2）医院业务数据：在对传染病的流行趋势进行研究中从多渠道获取了较为丰富的数据。其中疾病每日确诊病例数为主要研究目标，相应的研究数据主要从医院较为完备的医学数据库中获取。部分传染病与气候因素联系密切，为使预测模型具备考虑气候因素对传染病流行趋势的影响的能力，本研究从国家气象数据部门网站收集获取了每日温度、湿度、风力等气候数据。除上述传染病确诊数、环境影响因素以外，传染病的传播与人类活动密切相关，例如传染病更易在人类聚集性活动中广泛传播。所以本研究也将此因素作为预测的数据特征，并在对部分传染病的研究中有所体现。

虽然数据来源广泛，但存在数据格式不一致、存在缺失值等问题。所以在模型训练之前需对数据进行预处理。在处理中，首先对患者的诊断名称进行归一化，在病例数据中筛选出 40 种法定传染病数据，进而统计生成各个传染病每日确诊数量的时间序列数据，并将多个渠道的数据进行合并。此外，在应用研究中发现收集到的气候数据中存在部分日期的温度数据缺失。对此，考虑气候数据在短时间数天内较小概率产生大幅变动，所以采用前后一段日期平均的方法进行插值处理。

（3）其他机构共享数据：为尽可能地增加学习数据集，我们从其他医院共享了 197 份病历，其中包含了预测传染病趋势所需的主诊断名称、每日确诊病例数、就诊日期等信息，表2-4 展示了部分样例数据。

表 2-4　某医院共享数据

传染病名称	当日确诊病例数	就诊日期
手足口病	3	2018/08/28
手足口病	5	2018/08/29
手足口病	8	2018/08/30

3. 传染病趋势预测模型

（1）动力学模型：在传染病预测研究中，动力学模型是常用的数学模型。主要思想为在一个封闭系统中，将全体人群划分为不同群体，根据传染病传播原理设计不同群体间人群转移系数，以此构成微分方程组。

一般情况下人群分为如下几类：

S 群体：易感者（Susceptible），指当前未患病但缺乏免疫力者，与感染者接触较易感染。

E 群体：暴露者（Exposed），指已接触过感染者但尚不具备传染能力者，适用于具有潜伏期的传染病。

I 群体：感染者（Infected），指已经患病，且同时具备传染给 S 群体者，并可将其转变为 E 或 I 群体者。

R 群体：康复者（Recovered），指因被隔离或因治愈具有免疫者，若免疫力有限期，R 群体仍可转变为 S 群体。

常见的传染病动力学模型有 SI（易感 - 感染）模型、SIR（易感 - 感染 - 康复）模型、SEIR（易感 - 暴露 - 感染 - 康复）模型等。动力学模型是针对传染病进行理论性定量研究的重要方法，可通过对传染病的疾病特性、传播因素、发展规律以及相关社会因素等方面进行研究，能够以较高可解释性建立具备揭示流行规律、预测变化趋势的模型。

（2）多项式函数：多项式函数拟合的任务是假设给定数据由 M 次多项式函数生成，通过最小二乘法选择最有可能产生这些数据的 M 次多项式函数，即在 M 次多项式函数中选择一个对已知数据以及未知数据都有很好拟合能力的函数。多项式函数拟合曲线的能力通常随着次数的增加而增强，但其过拟合现象较严重，缺乏对未来数据的预测能力，且其本质为将数据转化为坐标进行计算学习，导致其缺乏预测实用性。

（3）自回归模型：自回归模型是统计上一种处理时间序列数据的方法，可通过线性系统对信号的产生机制进行建模。常用的模型有自回归（AR）模型、自回归滑动平均（ARMA）模型、整合移动平均自回归（ARIMA）模型等。自回归方法在应用中所属数据较少，可仅用自身序列来生成训练数据以及标签数据，但前提为数据本身应具备一定的自相关性，即适用于预测与自身前期相关的领域现象。

（4）多维自回归神经网络：人工神经网络一般包含输入层、输出层以及中间隐藏层，其核心构成是人工神经元与连接权重。每个神经元接收上一层神经元的输出结果作为输入，与同层神经元加权求和后将计算结果传递至下一层。其中神经元的权重是主要的学习对象。人工神经网络首先为神经元之间的连接权重分配随机值，之后基于带有标签的数据，通过梯度下降算法对权重进行调整，最终使网络能够将每个输入映射到正确的输出。基于多神经元、多层网络结构，人工神经网络具备了解决非线性问题的能力，得以应用于回归任务的研究中。且可同时利用历史时间序列数据以及引入序列外部的多维特征数据对传染病的流行趋势做出预测。

4. 实验过程与模型评估　本节介绍针对流行性感冒以及手足口病流行趋势的预测研究。

基于多维自回归神经网络作为预测模型，使用数据以医院为主，附加合作机构以及外部采集所得气候数据作为训练数据，并做细致的特征工程，最终应用于模型的训练。特征工程是针对数据的处理，目的是最大限度地从原始数据中提取有效特征以供算法和模型使用。

对于当前研究，首先，从医院数据中心统计 2012 年 1 月 1 日至 2019 年 12 月 31 日的各传染病每日确诊病例数。其次，根据日期，从中提取识别出当前的所处年份、月份以及季节。其中年份与月份以数值型作为特征，季节以独热编码形式进行表示。再次，将采集到的气候数据进行处理，计算出当日昼夜温差。最后，考虑到传染病与人类群体活动密切相关，另将社会因素纳入训练数据的特征中。例如，手足口病在儿童、学生群体中属多发传染病，青少年的主要聚集性群体活动为在校学习，所以特征中加入当前是否处于假期状态的特征用以刻画社会性聚集活动。

研究过程中采集所得数据存在缺失值的情况，例如某日温度数据，所以需对缺失值进行数据填充处理。考虑在一段时间内温度变化幅度普遍较小，本研究针对缺失的温度数据，采用近期温度求均值的策略进行插值补充。

具体的训练数据中包含的特征有目标传染病每日确诊病例数、当前所处年份、当前所处月份、当前所处季节、当日最高温度、当日最低温度、当日温差以及学生当前是否处于假期状态等，之后将上述特征构建为基于时间的序列数据。为了多维自回归神经网络模型的训练以及对模型预测未来传染病流行趋势效果进行验证与评价，研究中将 2013 年 10 月 28 日至 2018 年 12 月 31 日的数据，共 1 890 条时序样本作为训练数据，占总时序样本数据的 82.7%；以 2019 年 1 月 1 日至 2020 年 1 月 31 日的共 395 条时序样本作为测试数据，占总时序样本的 17.3%。

图 2-1 和图 2-2 为应用多维自回归深度学习模型训练模型对流行性感冒与手足口病的流行趋势预测的结果。图示多维自回归神经网络模型预测的传染病流行趋势与真实发展趋势基本吻合。在回归预测中通常使用平均绝对误差（mean absolute error，MAE）对结果进行评价，MAE 能够从序列整体上描述

模型预测结果在每个时间与真实结果之间差值的均值。本研究中，手足口病与流行性感冒确诊病例数的数量级不同，多维

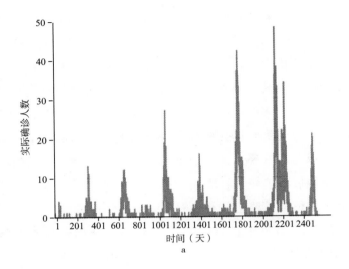

a

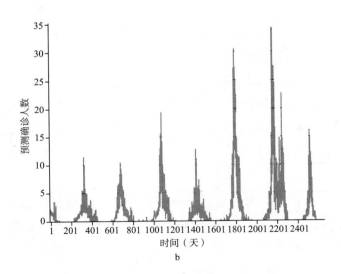

b

图 2-1　流感真实趋势与预测趋势对比

a，真实趋势；b，预测趋势

自回归神经网络在二者的训练中，测试数据的 MAE 分别低至 0.7688 与 3.3516，即表示模型预测的患病人数在各时间与对应

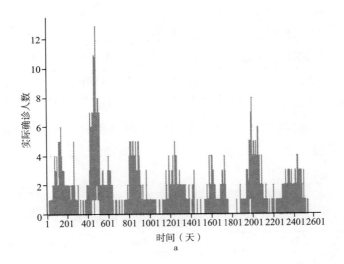

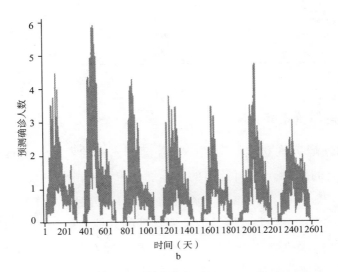

图 2-2　手足口病真实趋势与预测趋势对比

a，真实趋势；b，预测趋势

当日真实患病人数之间的平均差值分别为 0.7688 例与 3.3516 例。

表 2-5 展示了当前常用的多种回归预测模型，如支持向量机（support vector machine，SVM）[82]、Lasso（least absolute shrinkage and selection operator）回归[76] 和贝叶斯（Bayesian）方法[83]，以及本研究所提出的多维自回归神经网络（multi self-regression deep，MSRD）方法，针对流行性感冒与手足口病趋势预测的结果对比。由表可知，本研究所提出的 MSRD 方法在两种疾病中的实验结果均达到最优。因为 MSRD 方法是基于非线性拟合能力较强的深度学习算法，并同时考虑了多种传染病特征、传播因素，使得模型的学习以及预测能力更优，并能够在实际中得以应用。

表 2-5 不同预测模型针对流行性感冒与手足口病趋势预测的结果对比

模型	流行性感冒 MAE	手足口病 MAE
MSRD 方法	3.3516	0.7688
SVM	3.6288	0.8164
Lasso 回归	3.6692	0.8032
Bayesian 方法	3.7276	0.9713

二、疑似传染病诊断

1. 研究现状 传染病一直伴随着人类的发展，严重威胁着人类的健康。我国目前的法定报告传染病分为甲、乙、丙 3 类，共有 40 种。此外，还包括国家卫生健康委员会（卫健委）决定列入乙类、丙类传染病管理的其他传染病和按照甲类管理开展应急监测报告的其他传染病。面对当前众多传染病，如何对疑似传染病患者做出准确的诊断，是传染病防控过程中的重要环节。当前已有多种人工智能方法能够对疾病进行诊断分类，有研究使用了决策树与贝叶斯方法针对呼吸道感染疾病进行分类诊断，最终分类准确度为 63.38% ~ 70.68%[84]。针对 COVID-19，有研究基于胸部 CT 图像数据，使用卷积神经网络进行特征提取与分类，尝试的多个模型结果准确度均达到 90% 以上[85]。虽然有人员对传染病诊断进行了研究，但仍有待更多研究的跟进，且当前研究普遍为针对单一疾病，尚缺乏对多种传染病同时诊断的有效方法。

2．数据采集与预处理

（1）医院数据：针对疑似传染病的诊断需要患者病例数据中的多个特征，本研究所用数据主要从医院较为完备的医学数据库中获取。针对传染病患者病例数较少的问题，在研究中将门诊与急诊数据进行合并，用以扩充数据集规模。另外，考虑单一地区医院数据可能存在的局限性，从其他医院以及其他机构补充了传染病病例数据。

由于患者数据提取自电子病历的文本数据，所以在训练诊断模型前应对缺乏统一性、直接使用性的数据进行多步骤处理。例如，对数据所用特征、疾病等存在的别名和子类名称，利用知识库进行归一替换；利用正则表达式、自然语言处理方法等规范化特征取值；并针对模型训练数据做结构化、向量化等处理。

（2）其他机构共享数据：为尽可能广泛考虑病例中对传染病有重要影响因素的信息，训练模型所使用的数据包含了患者个人信息以及当前症状、疾病等多种特征。具体包含病案首页中患者性别、年龄、就诊时间等个人信息；入院记录与门诊数据中主诉、现病史、既往病史、社会史、体格检查、辅助检查等能够表明患者症状、疾病的信息；以及能够更细致、精确量化当前患者状态的多种检查报告、检验报告，且包括其中含有的检查项目、检查结果、正常结果范围等数据，如表 2-6 所示。

表 2-6 某机构共享数据

目标信息类	具体提取特征
患者信息	年龄、性别、就诊时间
体格检查	体温、血压、脉搏、呼吸
症状、疾病	主诉、现病史、既往病史、社会史
检验报告	检查名称、检查诊断量化、检查特征量化
检查报告	检查子项名称、检查结果值、检查项目取值范围

（3）自然语言处理：电子病历包含了关于患者个体健康信息的全面、详实、即时、准确的描述，含有非常丰富的信息知识。通过深入分析和挖掘电子病历中的信息，可以获得大量与患者密切相关的医疗知识。但是在电子病历中，非结构化的自由文本数据占非常大的比例，自由文本在各个层次上广泛存在着各种各样的歧义或多义。一般来说，模型训练很难理解和利用这类数据。因此，如图 2-3 所示，通过自然语言处理（NLP）方法将这些数据有效地转换为模型可以识别的结构化数据是构建疑似传染病预测模型的基础。

其中序列标注（sequence labeling）是 NLP 任务中进行信息抽取和挖掘深层语义的核心任务之一，包括词性标注、命名实体识别、关键词抽取、词义角色标注等。对电子病历文本数据进行序列标注可以从中提取出包括疾病、症状、药品、检验、检查项目等实体，以及各个实体之间的关系。本研究基于目前序列标注效果比较好的开源方法——BiLSTM-CRF 网络[86]，并结合正则匹配等方法实现对原始电子病历数据的信息抽取。如图 2-3 所示，首先将分词后的序列化文本输入 BiLSTM 层之后，将前向和后向的隐藏状态结果进行结合，生成 BiLSTM 的输出。之后，将 BiLSTM 的输出送至 CRF 作为输入，这样就形成了 BiLSTM-CRF 网络结构。这种结构联合了 BiLSTM

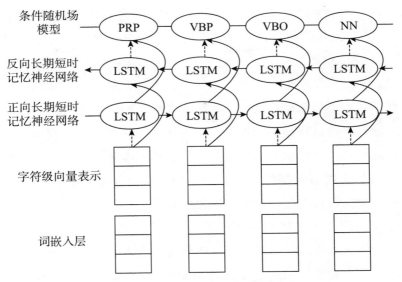

图 2-3　BiLSTM-CRF 网络结构

和 CRF 的优势：基于双向 LSTM 组件，可以有效地保存整句的前后信息，提取句子中的特征信息；借助 CRF 层，它能够利用上下文的信息，进行较高准确率的序列标注。

3．机器学习方法　对疑似传染病进行诊断时，通常使用机器学习方法中的分类方法。在当前多个传染病同时诊断的多分类任务下，需要考虑所用机器学习方法的适用性。倘若使用二分类机器学习模型，则应利用多分类策略（如 One VS Rest 策略等）将其转化为多分类架构。而对于多分类方法，则应考虑不同类别样本数不同所导致的数据不均衡问题。

（1）逻辑回归：逻辑（Logistic）回归模型，是一种基于线性回归模型与 Sigmoid 激活函数组合而成的处理二值型标签的二分类算法。该模型结构简单，训练速度快，且由于相对深度神经网络只具有单层权重，所以其权重可解释性较强。模型输出的值域在 [0，1] 中，可视作属于某一类的概率。

在针对本研究的传染病诊断任务中，需要利用 One VS One 或 One VS Rest 等策略将二分类模型转化为多分类预测架构。

（2）XGBoost：XGBoost 是一种使用前向加法的提升模型。通过多轮模型不断学习上一轮模型预测结果与真实结果之间的残差近似来训练模型。模型在训练中同时使用一阶导数与二导数，而且在模型中加入了正则项，起到了决策树模型预剪枝的效果，所以模型既保证了分类结果的准确性，又兼顾了模型的复杂度与模型的泛化能力。XGBoost 模型根据选择不同的基分类器可以对二分类与多分类问题进行学习。

（3）多分类神经网络：多分类神经网络的基础结构与上文介绍的人工神经网络类似，同样包括输入层、隐藏层以及输出层。当神经网络应用于多分类任务中时，需在最后的输出层以 Softmax 函数作为激活函数，使得模型可以同时计算多个类别的分类概率，并以概率最大的类别作为最终诊断输出。神经网络结构可变性强，可根据不同应用场景、不同任务问题灵活修改结构，对回归问题、二分类问题、多分类问题以及多标签问题形成不同的模型解决方案。

4. 实验过程与模型评估　本节介绍使用多分类神经网络针对多种疑似传染病诊断的分类研究。实验所用数据来自医院以及合作机构的医学数据库。首先，利用法定传染病数据表对归一后的传染病名称进行过滤。其次，将其下属不具有传染性的子疾病进行筛除，共获得 11 种传染病。再次，为保证训练模型所用数据的类别平衡性和模型预测能力的可测试性，将病例数量少于 10 例的传染病进行剔除。最后，为使数据能够输入至多分类神经网络中进行训练，需利用自然语言处理技术实现的分词、实体识别方法对传染病文本病例数据进行特征提取，并通过独热编码进行格式转化，最终获得 11 282 例样本数据。其中训练数据占 80%，包含 9 026 例样本，测试数据占比 20%，包含 2 256 例样本。

由表 2-7 可知，多分类神经网络在针对 9 种传染病进行诊断的实验中取得了较优的预测结果。且随着训练样本数的增加，其相应地在测试集中的结果更好，例如结核病、病毒性肝炎与流行性感冒的训练数据分别达到 2 030、2 535 与 1 166，分别取得了 86.89%、99.53% 与 95.42% 的测试准确率。而感染性腹泻、梅毒以及手足口病，其使用的训练数据较少，分别为 103、336 与 631，对应测试准确率有所降低，分别为 60.47%、72.73% 与 95.24%。但对于麻疹、百日咳与 AIDS 等数据量极少的传染病，训练中无法充分学习到传染病的特性，训练集准确率较低；同时测试集准确率也较低，无法通过小数据量的测试集广泛验证模型结果。针对数据样本较少的样本，有待提高数据量，进一步证明模型的有效性。图 2-4 展示了各传染病在不同训练样本数量条件下所对应模型诊断分类的准确度。

表 2-7　针对疑似传染病多分类诊断的训练与测试结果

传染病	训练样本数	训练准确率	测试样本数	测试准确率
病毒性肝炎	2 535	99.88%	1 070	99.53%
流行性感冒	1 166	98.46%	502	95.42%
手足口病	631	97.31%	273	95.24%
结核病	2 030	95.02%	862	86.89%
梅毒	336	83.04%	132	72.73%
感染性腹泻	103	87.38%	43	60.47%
百日咳	5	60.00%	4	50.00%
AIDS	20	80.00%	6	50.00%
麻疹	19	42.11%	8	37.50%

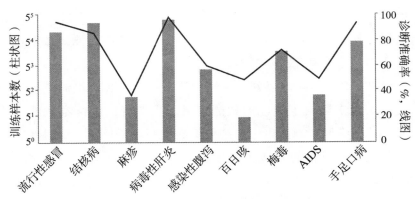

图 2-4 传染病诊断准确度与样本数量关系图

（计虹　王梦莹　贾末　孙震）

第四节　医院传染病实时监控及预警系统的试点开发

目前，医院传染病上报以传染病报告卡填报为主。多数医院通过医院信息系统实现了电子化的传染病报告功能，取代了传统的手工填报方式，显著降低了传染病漏报率，提高填报卡的及时率、完整率、一致率和准确率。但是，传染病种类繁多，症状各异，医护人员无法做到对所有传染病进行正确鉴别，容易产生遗漏和错误。为避免出现错误，需要有针对传染病自动识别和自动填写相关信息的功能。

为解决上述问题，提高传染病上报效率及准确率，医院设计了一种基于全量大数据、利用人工智能方法、遵循 ICD 编码规范的传染病监控及预警方案。在就诊全程，该系统嵌入临床辅助决策支持系统，对医生进行诊断下达以及检验指标进行实时监控，发现疑似传染病的诊断或者非正常检验指标时，立即预警相关医护人员，提醒其进行传染病信息上报。管理端可以及时查看上报情况，并对上报信息进行审核、退回、修订、统计等，该方案有效地解决了主动上报方式中存在的漏报、错报和迟报问题。

一、医院传染病实时监控及预警系统功能需求

疫情防控平战结合的要求下，传染病的监控和预警应作为当前的重要任务。尤其在医疗机构传染病局部暴发或流行时，患者往往最先送至各医院的门急诊治疗，相对于疾病控制机构，医院是最早感知流行病发展趋势的机构，同时也是控制其暴发的重要前哨关口。但由于目前绝大部分医院采用传染病手工填报方式，无法及时分析利用数据，也无法及时对比历史疫情数据，对疾病流行情况进行动态分析。若每家综合性医院能建立起传染病实时监控和预警系统，覆盖患者就诊全流程，包括诊前预问诊部分，诊中医生站辅助决策，诊后疾控检测、预警与管理，将被动上报、主动监测、智能分析全面结合，将医院传染病监测与预判的岗哨关口前移，必将大大提升传染病的控制效率。

二、医院传染病实时监控及预警系统整体架构

医院传染病实时监控及预警系统以医院历史数据为基础，结合 CDC、新闻、气象等多数据，利用自然语言处理技术及机器学习技术构建传染病监控及预警引擎，通过疾控管理端、医生工作站、患者预问诊 3 个系统联动，实现已知传染病的分析、预测和上报流程管理，未知传染病的维护和监测，疫源地输入提醒等功能（图 2-5，图 2-6）。

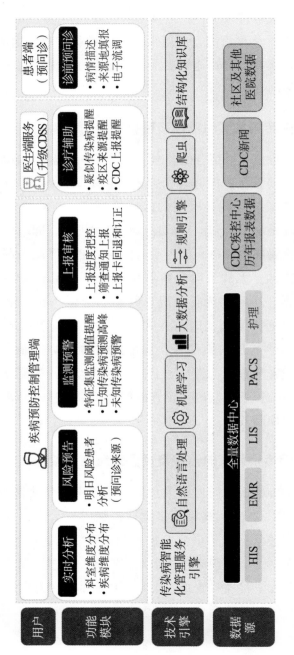

图 2-5 医院传染病实时监控及预警系统整体架构

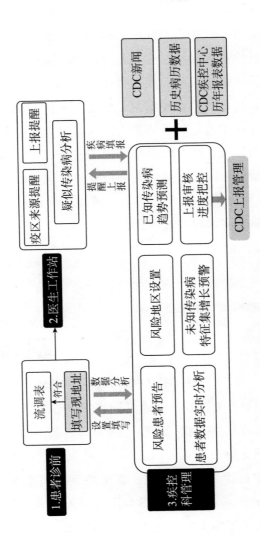

图 2-6 防控系统信息交互流程图

三、医院传染病实时监控及预警系统功能分析

1. 已知传染病主动监测预警

（1）患者诊前预问诊：预问诊是指在患者就诊前预先收集患者基本信息、病史等与疾病诊断相关的信息，将这些收集到的信息在就诊前提供给医生，提高医患双方的沟通效率，为医生正确和快速诊断及治疗疾病提供有效参考。在传染病监控及预警方面，通过预问诊使医院了解患者病情的窗口前移，在疾控管理端方便了解近期就诊患者的风险预告。例如，高风险地区的来源及数量，结合门诊临床决策支持，在接诊初期预测患者疾病诊断。预问诊采集的患者信息具体包括以下几点：

1）患者现住址信息（图 2-7）：通过预问诊来收集即将就诊的患者当前真实的现住址信息。

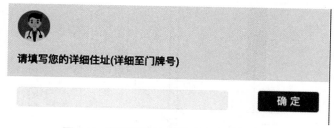

图 2-7　预问诊模块中填写患者当前地址

2）患者病情（图 2-8）：通过回答预问诊的预设问题，系统自动收集患者当前症状、体征、病史等内容，为就诊时医生决策提供数据支持。

（2）诊中医生站辅助决策：临床决策支持系统（clinical decision support system，CDSS）作为嵌入医生工作站的智能决策支持系统，利用大数据和人工智能技术，覆盖诊断、治疗各临床场景。医生站支持的传染病监控和预警主要包括疫区来源提醒、疑似传染病分析、传染病上报提醒及跟踪 3 部分。

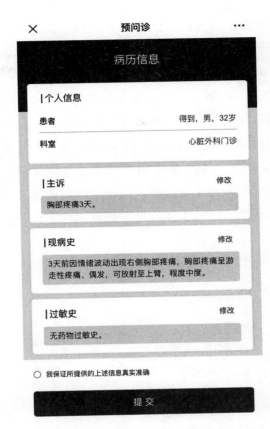

图 2-8　预问诊模块中填写患者病情信息

1）疫区来源提醒（图 2-9）：患者现住址如果与传染病监测的高风险地区吻合，则提醒当前接诊的医生注意风险防护，降低医生被感染风险。

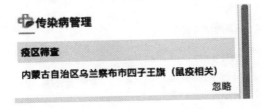

图 2-9　临床决策支持系统实时提醒疫区来源

2）疑似传染病分析：根据患者病例数据详尽度不同分为3种类型：一是基于患者的预问诊回答的病历信息，在接诊患者后即提供给当前接诊的医生，判别当前患者的传染病可能性；二是基于患者的病历信息的计算分析结果，识别传染病诊断可能性；三是基于患者检验、检查结果回报分析传染病可能性。

疑似传染病分析提供相应的返填诊断及忽略反馈功能（图2-10）。在实际应用中，由于患者情况的复杂性，提供忽略选择功能，避免漏报和重复上报。与传染病诊断相关的忽略原因包括陈旧性病灶、无需上报的病原携带者、不符合相关传染病诊断标准、暂不能诊断等。

3）传染病上报提醒及跟踪（图2-11和图2-12）：上报提

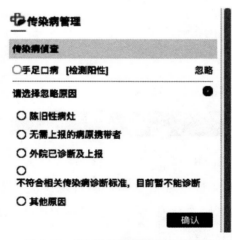

图 2-10　CDSS 智能提醒疑似传染病

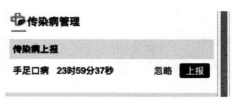

图 2-11　智能提醒传染病上报时限

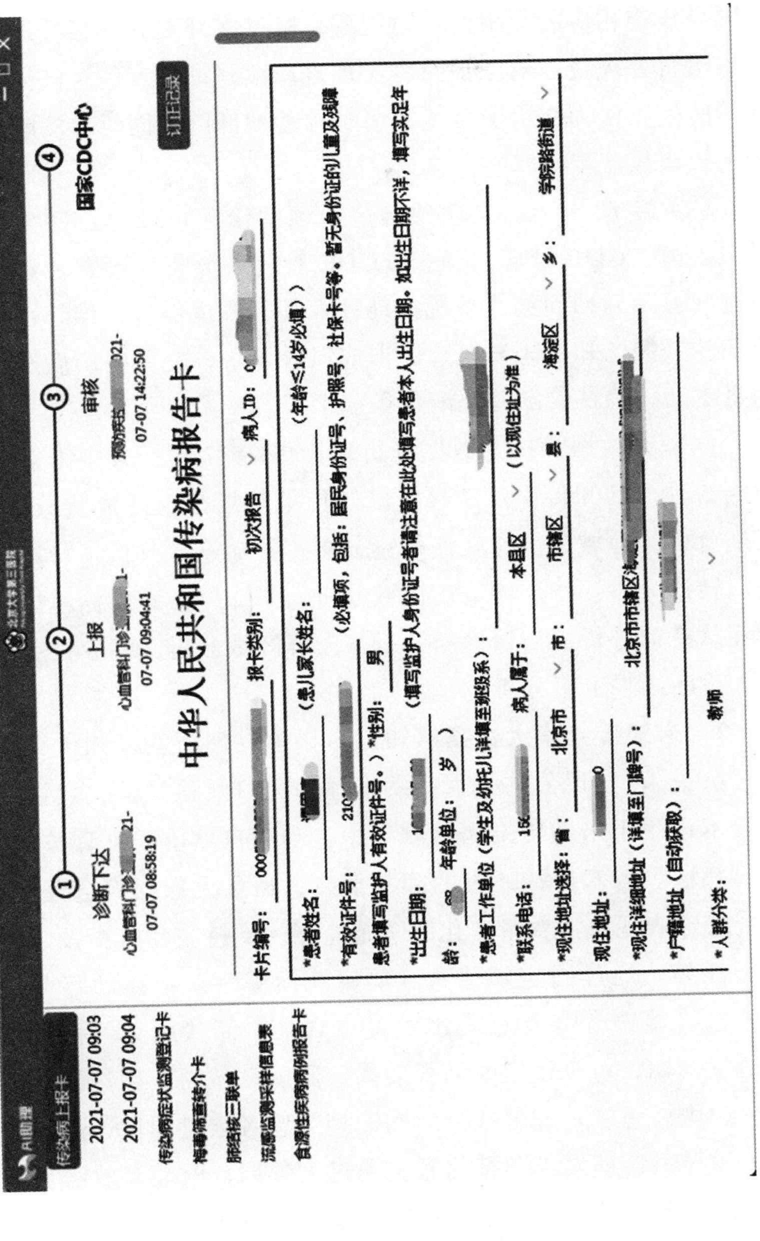

图 2-12　传染病上报全流程节点跟踪

醒是指医生下达传染病诊断后的及时上报提醒，按传染病类型不同，设定相应的上报倒计时提醒，确保实现及时上报。通过自然语言处理技术对上报内容实现自动填写，减少医生的操作量，医生确认提交后上报至院级疾控管理部门。同时，实时监控上报审核流程及状态。

（3）主动预防：主动预防包括预问诊关口前移、医生端疑似提醒、CDC 管理端预报、CDC 管理端分析及预警。患者通过回答预问诊问题，系统自动计算其归属地信息、推荐疑似疾病、预警已知及未知风险，形成风险预告，完善病历后进行信息更新，确认诊断并提醒传染病上报。

（4）大数据分析：数据分析指标包括 12 种，其中未知传染病 5 种，已知传染病 7 种。已知传染病指标包括症状分析、疾病分析、地域分析、就诊科室分析、传播途径分析、特定传染病转诊分析、特定传染病地域分析。未知传染病指标包括人群症状特征分析、初诊诊断分析、人群区域分析、就诊科室分析、诊断结果上报分析。

2. 未知传染病大数据感知　为尽早发现新发未知传染病的"苗头"，实现公共卫生突发事件的关口前移，将大数据挖掘技术运用于未知传染病监测当中，利用自然语言处理技术，实时获取患者病历描述中的症状信息，通过大数据聚合分析，实现特殊表现人群数量变化的实施监测。支持主动维护设定监测特征集，通过固定阈值法（单病例预警法）和移动百分位数法进行预警[87]，特征集细粒度可到某一症状或某一检验结果值。例如，对于设定时间长度内、同一区域内，聚集性发现发热、腹泻患者，或者某一时间段相关患者数量同比迅速增加时，预警系统即发出预警信号。通过大数据，就能有效防止新型传染病在早期因为病例在数量、地点和时间上的"大集中、小分散"造成的视觉盲区，能有效避免单个医生只能看到新发传染病疫情的早期冰山一角，从而提前发现疫情。

3. 医院疾控管理平台　疾控管理端是整个传染病监控和预警系统的大脑和指挥部，它承担着控制、分析和管理的角色。主要功能包括传染病数据的实时监控和显示、未知传染病的监测和监测特征的维护、已知传染病的人群分析及预测、疫源地输入的智能设置、CDC上报的审核以及建造传染病知识库。

（1）已知传染病就诊分布分析（图2-13）

1）门诊传染病患者就诊科室分布：支持门诊传染病患者的就诊科室分布查看，可对总数及甲、乙、丙类法定传染病病例数进行查看，支持查看具体患者情况。

2）门诊传染病患者疾病分布：支持门诊传染病患者疾病分布查看，可查看具体疾病的例数，支持查看具体患者情况。

3）门诊患者法定传染病实时统计：支持对当日的门诊就诊的患者的法定传染病分类例数实时统计。

4）门诊传染病侦查：支持监测门诊符合临床诊断标准未下诊断的病例的实时监测，支持查看具体患者情况。

5）门诊传染病预告：支持查看明日就诊的患者其疫源地及例数（预问诊支持）。

6）门诊传染病病例实时滚动更新：支持新增的传染病患者的滚动更新。

7）住院传染病患者科室分布：支持住院传染病患者的科室分布查看，可对总数及甲、乙、丙类法定传染病病例数进行查看，支持查看具体患者情况。

8）住院传染病患者疾病分布：支持住院传染病患者疾病分布查看，可查看具体疾病的例数，支持查看具体患者情况。

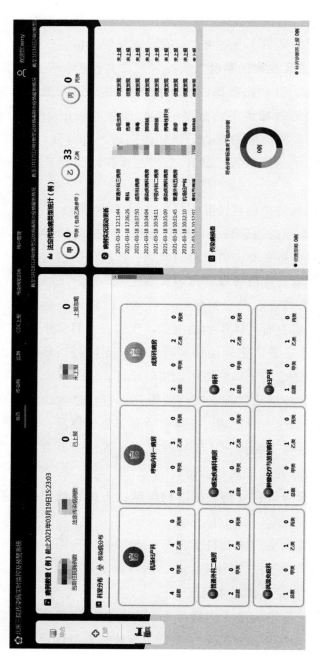

图 2-13　已知传染病就诊分布分析总览

9）住院患者法定传染病实时统计：支持对在院患者的法定传染病分类例数实时统计。

10）住院传染病侦查：支持监测住院符合临床诊断标准、未下诊断的病例的实时监测，支持查看具体患者情况。

（2）未知传染病监测（图2-14）

1）监测特征维护：支持对未知传染病的监测特征进行维护，支持阈值设置。

2）监测分析：支持按设置特征对就诊患者进行监控，支持图形化展示，对达到阈值的情况进行提醒。

3）人群特征分析：支持对监测特征人群的症状进行分析和展示。

4）诊断分布：支持对监测特征人群的初诊诊断进行分析和展示。

5）患者地域分布：支持对监测特征人群的地域进行分析和展示。

6）就诊科室分布：支持对监测特征人群的所处科室进行分析和展示。

7）上报科室分布：支持对监测特征人群中最终诊断为传染病及上报的例数的分析和展示。

（3）已知传染病症状分析（图2-15）

1）症状分析：支持设定时间段的法定传染病病例进行症状分析和展示。

2）传染病分析：支持设定时间段的法定传染病病例进行疾病例数分析和展示。

3）地域分析：支持对设定时间段的法定传染病人群所属地域进行分析和展示。

4）就诊科室分析：支持对设定时间段的法定传染病人群

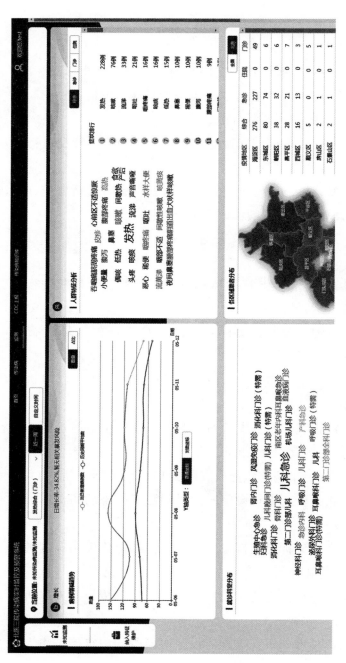

图 2-14 未知传染病监测总览

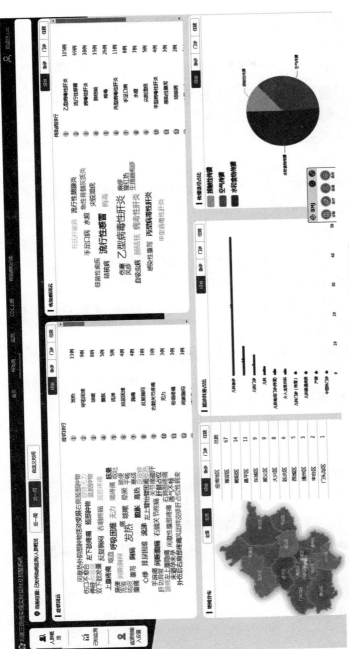

图 2-15 已知传染病症状分析总览

其就诊的科室进行分析和展示。

5）传播途径分析：支持对设定时间段的法定传染病人群其传染病的传播途径进行分析和展示。

6）趋势预测：支持常见传染病的病例增长趋势预测，支持图形化展示。

7）转诊分布：支持对设定时间段的常见传染病患者其转诊的医疗机构进行分析及展示。

8）区域分布：支持对设定时间段的常见传染病患者其所属地域进行分析及展示。

9）疫源地输入设置（图2-16）：支持结合传染病新闻对需要在CDSS前端进行疫源地输入提醒进行设置。

（4）CDC上报（图2-17）

1）CDC上报审核：支持对医生上报的传染病进行审核，支持查看病例内容。

2）上报状态查看：支持查看具体传染病患者的上报状态。

3）传染病筛查：支持对符合诊断标准的患者进行判断，通过操作提醒接诊医生及时上报。

4）忽略原因查看：支持查看医生端对传染病提醒的忽略详情。

5）数据批量上报：支持批量处理患者数据上报至CDC。

（5）传染病知识库

1）诊疗知识库：支持传染病的诊疗知识查看，将医院总结的传染病核心知识点便捷展示，辅助诊疗时快速掌握诊断要点。

2）CDC数据及新闻：支持查看CDC公布的报表数据及CDC的抓取新闻。

（计虹　王梦莹　贾未　孙震）

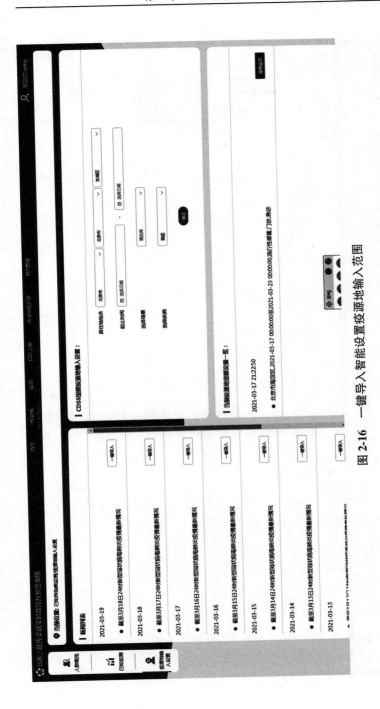

图 2-16 一键导入智能设置疫源地输入范围

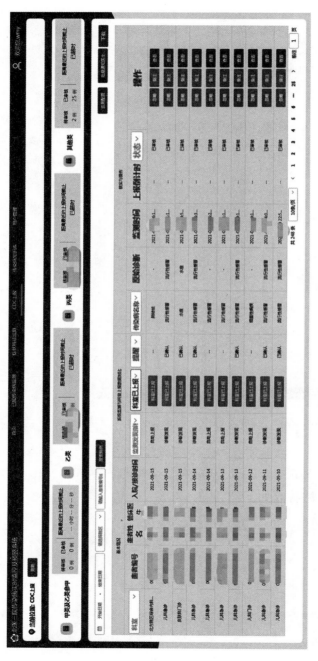

图 2-17　批量一键上报至 CDC

第五节　医院传染病实时监控及预警系统的测试

一、系统应用测试

1. 测试环境　数据库服务器和应用服务器分别采用 4 核 CPU、16 GB 内存、100 GB 硬盘，服务器操作系统采用 Centos 6.6，数据库采用 MySQL 5.6，中间件采用 Tomcat 8.0、Jdk 1.7，文档编写工具采用 Microsoft Office 2013，项目管理工具采用 Microsoft Project 2013，浏览器采用 IE9/IE10/IE11/Chrome/Firefox。

2. 功能测试

（1）系统功能（表 2-8）：医院传染病实时监控及预警控制系统分别从门诊和住院角度进行实时监控和预警提醒，在系统首页可查看病例数量、科室分布、传染病分布、法定传染病类型统计、病例实况滚动更新、传染病侦查、传染病预告等，在未知传染病监控功能模块可查看未知监测及纳入特征维护，在已知传染病监控功能模块可查看人群概览、已知监测、疫源地输入设置等，在 CDC 上报模块进行传染病上报，在传染病知识库功能模块查看诊疗知识库和 CDC 数据及新闻。

功能模块的特点如下：

1）分角色权限登录系统，不同的角色对应不同的系统功能。如是否只有查看功能，是否具有开通下级账号的功能，是否具有审核功能，是否具有上报功能，是否具有多重功能（即查看、审核、上报一体）等。

表 2-8　医院传染病实时监控及预警系统功能概述

功能模块	查看信息
登录	
系统首页滚动条	
系统首页	病例数量
	科室分布
	传染病分布
	法定传染病类型统计
	病例实况滚动更新
	传染病侦查
	传染病预告
未知传染病监控	未知监测
	纳入特征维护
已知传染病监控	人群概览
	已知监测
	疫源地输入设置
CDC 上报	传染病上报
传染病知识库	诊疗知识库
	CDC 数据及新闻

2）系统首页滚动条由右向左播出新闻标题，点击后跳转知识库——CDC 数据及新闻，打开具体新闻条目。循环滚动展示最新时间发布的新闻。

3）首页分别从住院和门诊两个维度展示当前传染病的病例实况数据、科室分布情况、地域分布情况以及传染病预告和侦查。可以直观地看到传染病目前的真实状况和实时动态，从而及时预防，便于控制。

4）未知传染病监控监测的可能是未知传染病聚集的人群变化特征，以传染病的诊断条件确定疑似条件，通过疑似条件设定来监测该类表现的患者人群的增长趋势变化，以手足口病为例，监测：①主诉（或现病史或门诊就诊记录）中含有皮疹或疱疹；②皮疹或疱疹出现在手、足、口、臀；③血常规中白细胞偏低或者正常。同时满足上述 3 个筛选条件的患者群体被定义为手足口病疑似人群，筛选历年数据，其症状群筛查出的疑似人群与手足口病群体具有很强相关性。其中纳入特征维护的为当前监测的特征集人群的症状、体征词云，及其数量展现。需剔除监测的部分，如监测"发热＋咳嗽"人群，则显示内容中不再出现发热和咳嗽。未知监测通过监测条件设置，对门诊就诊的患者进行监测，记录符合条件的人数，如监测结果超过疾病预防控制科设定的范围，则在页面中进行标识。已知传染病监控为住院患者各传染病数量增长的预测。以病历内容为基础，融合 CDC 疫情变化数据、流行病学特征、气候环境数据，形成预警预测模型。

5）CDC 上报逻辑为医生上报疾病预防控制科，疾病预防控制科批量处理上报至国家疾病预防控制中心。当诊断监测包含传染病或检查检验的结果符合传染病标准，但未下诊断，且未上报的数据都会列入 CDC 上报列表中。

6）传染病知识库支持诊疗知识库和 CDC 数据及新闻。诊疗知识库支持已覆盖法定传染病及其分型共计 53 种。支持根据疑似诊断条件、诊断条件、治疗方案、预防措施构建知识库。CDC 数据及新闻来源于 CDC 公开的历年报表数据和国家CDC 疫情动态以及地方 CDC 疫情动态。

（2）测试用例：在测试开始初期，根据需求文档，按照等价类划分、边界值分析以及因果图分析等方法，结合黑盒测试流程设计和编写测试用例。经过用例评审后即可开始执行测试用例。

（3）测试方法：测试需要涵盖系统所有新增功能点，对于前期特性，只测试正常流程及少量异常流程，对于系统新增特性需要重点测试。测试主要针对功能需求，主要关心功能是否实现。具体测试方法如下：

1）执行测试用例。

2）为随机测试中发现的问题补充测试用例。

3）进行回归测试。

（4）测试执行：此次测试严格按照项目计划和测试计划执行，按时完成了测试计划规定的测试对象的测试。针对测试计划规定的测试策略，在测试执行中都有体现。在测试执行过程中，依据测试计划和测试用例，对系统进行了完整的测试。

3. 性能测试　在当前软、硬件平台环境下，得到测试范围内大数据量响应时间、服务运行所占资源和响应时间等性能。去除应用端、应用服务器上层干扰情况下，针对选取接口，得出响应时间、运行性能，为系统调优提供依据。

二、应用成效

本文设计的传染病监控及预警方案，与其他传染病上报方案对比，具有如下优势：①采用对传染病进行监控预警的方式，避免了主动筛查的烦琐性与易错性。部分医院安排专职人员每日对门诊日志中的传染病信息进行提取，不仅增加了工作量，人工操作也容易导致疏漏和错误。②采用 ICD-10 对诊断进行编码，避免了模糊查询的不准确性。ICD-10 编码消除了文本诊断带来的不确定性。基于文本的模糊查询进行传染病诊断匹配，可能会因为错别字等原因导致漏报。③对传染病阳性检验指标值进行实时自动监测，无需进行人工筛查。不需要医生对患者检验结果进行观察和判断，也不需要检验科有关人员每天进行各类检验结果的整理分析，在监测到传染病阳性检验指标的第一时间提醒医生完成上报。

该传染病监控及预警系统能够预留实时与国家 CDC 系统联动功能，随时掌握最新传染病动向，确保传染病预防的及时性。

三、小结

医院传染病实时监控及预警系统全面升级了全院临床辅助决策系统，增加了传染病预判预警专项功能。通过将决策推荐从主诊断升级为"主诊断 + 传染病预警"的双辅助模式，提供传染病的相关常用治疗和预防方案、法定传染病病报告卡自动填写和确认功能。针对传染病预警专项研究，全面充分提升系统预判预警的准确性，完善和丰富了现有临床辅助决策支持系统的传染病病种知识库内容。

医院传染病实时监控及预警系统对不同角色的功能提升明显。对于管理部门角色：传染病实时监控管理系统是全面监测医院当前传染病疑似病例总控系统，由管理部门使用，不仅可以显示已知传染病发现情况，也可以对未知传染病的报警进行有效跟踪和组织研判。系统后台通过传染病疑似病例筛查风险预警模型对在院和当前门急诊病历实时分析从而预判预警，实现对模型灵敏度、特异度以及运行速度的验证。对于临床医护角色：通过对门急诊、住院业务系统的集成，实现临床传染病提醒和法定传染病报告卡自动填写和医生确认功能。对于公众角色：通过患者使用智能诊前预问诊系统与流调表等，把传染病疑似病例筛查风险预警模型用于到诊前窗口，实现患者就诊前"高风险"传染病预警和分流，降低医院就诊传染风险。通过传染病实时监控及预警系统真正实现了关口前移，多态监控，为传染病的防治提供了更好、更智能的工具。

通过医院传染病实时监控及预警系统搭建，将传染病监测、直报、预警融入日常诊疗工作中，在国内较早探索了人工智能新技术与传染病的预防和控制的有机融合。在全量数据中心的基础上，结合外部数据源，将病历信息、样本检测结果、检查结果、气候等信息综合管理，实现信息动态性多维度多手段的可视化展示，对新发、突发、已知传染病预警预测的快速反应与决策提供信息支持，解决了以往单一样本判断缺陷，明显提高了传染病监测管理水平，推进传染病管理的规范化、标准化、科学化，助力传染病动态监测，将基于大数据的传染病监测预警体系应用于常态化、精细化的防疫工作中。但是，在建设过程中也面临着健康相关数据的质量不够完善、数据积累存在偏差和残缺、多源异构数据的表达方式不确定等共性问题 [88]，需要不断提高数据质量，进一步优化数据分析模型的精准度。未来将在深化新发重大传染病早期症候群的人工智能分析方面进行进一步研究。

（计虹　王梦莹　贾末　孙震）

第三章

医院应急资源配置模型的构建与配置优化

第一节　医院应急资源的定义和特点

一、我国突发公共事件和应急资源的分类分级

由于突发公共卫生事件种类复杂，其造成公共秩序混乱和生命财产安全继发危害的作用方式、影响范围、持续时间等也不尽相同，因此尽可能准确，且不重复不遗漏的突发公共事件和其相对应的应急资源分类分级在提高应急管理能力中显得尤为重要。我国现阶段使用的应急资源分类分级标准参照的是国务院 2006 年发布的《国家突发公共事件总体应急预案》（以下简称《预案》）[89]。《预案》根据突发公共事件的发生过程、性质和机制，将突发公共事件主要分为自然灾害、事故灾难、公共卫生事件、社会安全事件 4 类，在此基础上根据各类突发公共事件的性质、严重程度、可控性和影响范围等因素，分为 4 级：Ⅰ 级（特别重大）、Ⅱ 级（重大）、Ⅲ 级（较大）和 Ⅳ 级（一般）。与之相匹配，《预案》按照在处理突发公共事件中的主要作用和行为主体，将应急保障资源分为人力资源、财力保障、物资保障、基本生活保障、医疗卫生保障、交通运输保障、治安维护、人员防护、通信保障、公共设施、科技支撑

11 个方面。

为进一步明确《预案》中所指应急保障物资的具体内容，国家发展改革委员会（发改委）于 2015 年印发了《应急保障重点物资分类目录（2015 年）》（以下简称《目录》）[90]，针对应急响应阶段的共性特征，明确提出实用规范的应急物资分类方法。《目录》总结了在应对重大突发公共事件时应急物资的实际使用情况，将若干种具体的应急物资进行分类分级，总共分为 4 个层级。第一层级主要体现应急保障工作重点，共分为现场管理与保障、生命救援与生活救助、工程抢险与专业处置 3 个大类；第二层级按照应急任务的不同进一步分解为 16 个中类；第三层级将为完成具体任务涉及的主要物资功能细分为 65 个小类；第四层级则针对每一个小类提出了若干种重点应急物资名称。

二、应急资源的定义和特点

1. 应急资源的定义 应急资源指在突发事件即将发生前用于控制突发事件发生，或突发事件发生后用于防灾、救灾、恢复等环节所需要的各种应急保障资源[91]。广义上说，应急资源是公共管理中为保障公共安全，维持应急管理体系正常有序运转所需要的一切物资、资金、人力、信息、技术等多种资源的总和。应急资源管理过程实质上是在满足突发事件各阶段、各环节应急资源需求的一系列目标约束条件下的决策优化和实施。

2. 应急资源的特点 与普通资源相比，应急资源具有如下特点：

（1）储备的前瞻性和常时性：为尽可能减少某一类或几类严重突发公共事件可能造成的巨大危害，公共管理体系通常会根据预先评估的突发公共事件严重程度、发生风险、影响范围等，并以物资、资金、产能等方式提前储备并定期更换在这些突发事件中可能出现需求激增的重要物资，同时制定与之相匹配的应急资源管理和使用方案，指导公共部门在事件发生时进行迅速调用。以医药储备为例，我国早在 20 世纪 70 年代就已建立国家医药储备制度，并拨出 2 亿元专款在全国修建 13 个药品储备库。此后随着相关法律的制定不断完善，2019 年我国明确了建立中央与地方两级医药储备机制，用于保障重大灾情、疫情及其他突发事件等应急需要。为避免 2020 年初由于新冠肺炎疫情暴发初期的情况再次出现，2020 年 5 月国家发改委会同国家卫健委、财政部等多部门一道出台《公共卫生防控救治能力建设方案》[92]，再一次提出完善应急物资集中储备制度，每省份建设 1 ～ 3 所重大疫情救治基地，储备一定数量的重症患者救治、普通患者监护、方舱医院设备等方面的物资（表 3-1）。

（2）需求的突发性和不确定性：尽管存在提前制定的预案和保障性的应急资源储备，但很多突发公共事件的发生在时间和空间上是难以预见的，或预见时间距离发生时间极短以致相关部门不能做出有效反应，或突发事件严重程度和影响持续时间远远超过应急资源的预期储备水平，都将可能造成一段时间内某些关键应急资源的需求出现突发性和爆发式上升，导致资源稀缺。与此同时，由于事件发生初期受通信中断、消息源繁杂混乱等因素影响，有关部门不能及时准确判断并掌握突发事件的发展情况和紧缺的物资需求，都将影响应急物资的调度管理和区域协调配合。

表 3-1 重大疫情救治基地应急救治物资参考储备清单

序号	设备名称
1	无创呼吸机
2	有创呼吸机
3	转运呼吸机
4	监护仪
5	可视喉镜
6	电子气管镜
7	呼吸湿化治疗仪
8	连续性血液透析机（CRRT）
9	体外膜肺氧合机（ECMO）（配 6 套耗材）
10	注射泵
11	输液泵
12	营养泵
13	除颤仪
14	制氧机
15	便携式彩超
16	心电图机
17	振动排痰仪
18	咳痰机
19	降温机
20	移动式空气消毒机
21	过氧化氢消毒机
22	紫外线消毒车
23	CT（含车载 CT、方舱 CT）
24	移动 DR
25	生物安全柜
26	离心机

序号	设备名称
27	超低温冰箱
28	荧光定量 PCR 仪
29	核酸提取仪
30	床旁血气分析仪
31	额温枪
32	脉搏血氧仪
33	多重呼吸道病原体快速核酸检测系统
34	生化分析仪
35	移动中药房

来源：国家卫生健康委员会规划与信息化司. 关于印发公共卫生防控救治能力建设方案的通知. 2020.

（3）应用的时效性和阶段性：在突发公共事件的不同阶段对应急资源有着不同的需求。根据《预案》对突发事件应急管理的阶段性划分，一般处理流程可分为预测与预警、应急处置、恢复重建、信息发布等几个步骤，保证各步骤按计划有序稳步开展，需要及时得到相应应急资源的支持。这就意味着应急资源保障在时间上具有一定的先后顺序和时效性，某些应急资源只有在特定的时间窗口内才能发挥其应急功能，同时上一个阶段应急资源需求能否得到满足直接影响到下一个阶段应急管理能否正常开展。例如在防治新冠肺炎疫情的过程中，初期为防止疫情进一步扩散，需求最大的应急物资是口罩、手套、隔离服等防护用品，而疫情基本得到控制后需求重心则向呼吸机、药物等医疗用品和设备转变。

（4）较少的经济利益考量：应急资源的首要功能是满足因突发事件导致的应急管理需求。与普通资源相比，应急资源的商品性减弱，而保障性增强。

三、医院应急资源的定义和特点

1. 医院应急资源的定义　　目前学界对医院应急资源尚未有较为统一的定义，但根据上文应急资源的含义，医院应急资源可被视为以单个医疗机构为责任主体的公共管理体系为保障医疗机构公共安全、发挥医疗机构应急管理作用，并维持其应急管理体系正常有序运转所需要的一切资源。由于医疗机构在公共事务中主要承担医疗保障、社会服务和应对突发公共卫生事件责任，因此医院应急资源主要与其医疗功能相关。例如在此次医院应对新冠肺炎疫情的过程中，应急资源大致可分为人力资源、经费资源、物资资源和通信交通资源 4 类，如表 3-2 所示。

表 3-2　医院应对传染病应急资源分类及内容

医院应急资源分类	具体内容
人力资源	传染病防治应急管理人员、应急医疗人员、应急护理人员、后勤保障人员等
经费资源	医疗保险基金、国家医疗应急资助、社会医疗捐款、应急基础设施项目建设经费、财政补助等
物资资源	医疗设备及耗材、防护用品、生活用品等
通信交通资源	应急资源信息、传染病发生演变信息等信息资源和交通通信设备等

2. 医院应急资源的特点　　由于医院具有较为明确的社会功能定位，并且常在处理突发公共事件时作为较独立的主体出现，因此，相比于一般应急资源，医院应急资源具有一些独特性。

首先是可储备应急资源种类和数量的有限性。由于医院并不只是一个单纯的应急资源管理单位，在平时也需要承担繁重的医疗救治功能并提供社会服务，同时医院作为较为独立的责任单位占地面积有限。因此可储备的应急资源的种类和数量都有一定的限度，不可能兼顾所有可能发生的突发事件，而是必须将应急资源储备的重心放在最有可能发生、影响程度最重、影响范围最广的与医疗救治直接相关的突发事件中较为常用和重要的资源中。医院应急资源的储备和管理需要得到科学管理方式和策略的有效指导，以期能通过有限的资源储备在突发事件发生时起到更为高效和重要的作用，同时尽可能减少不必要的资源冗余。

其次是应急资源配套性要求高。与一般应急资源不同的是，医院应急资源中许多专业性较强的应急物资需要专业人员才可正确使用，如 CT 机、血液透析机、体外膜肺氧合机等；同时在很多医疗救治环节需要多种应急资源协调配合使用，缺少任何一种都将导致应急处置环节无法正常进行。因此，在突发事件应急管理过程中一方面需要注意应急人力资源和应急物资相互匹配，增加应急物资的有效使用率；另一方面要根据常用医疗行为注意各种应急资源储备的合理搭配，提高应急管理效率。

（周虎子威　吴昕霞　温晗秋子）

第二节　我国医院应急资源管理相关规定和法律

为有效预防、及时控制和消除突发公共卫生事件及其危害，我国先后颁布多部法律、法规、规章和规范性文件对医疗机构针对突发公共卫生事件的应急处理工作进行指导和规范。

一、起步阶段（1989—2003 年）

1989 年颁布的《中华人民共和国传染病防治法》第五十一条规定："医疗机构的基本标准、建筑设计和服务流程，应当符合预防传染病医院感染的要求。"2003 年暴发的 SARS 疫情暴露出我国在突发公共卫生事件应急管理领域制度的严重缺陷和医疗机构应急资源储备的严重短缺给疫情防控带来的负面影响。2003 年，国务院颁布《突发公共卫生事件应急条例》[93]，第三十九条规定："医疗卫生机构内应当采取卫生防护措施，防止交叉感染和污染。"

上述法律条例虽规定了医疗机构在传染病应对过程中的应急处理责任和流程，但对应急资源管理的具体指导和规范集中在各级政府和卫生行政部门，而医疗机构具体措施并未被明确提及。

同年 9 月，发改委、卫生部编制《突发公共卫生事件医疗救治体系建设规划》[94]，方案一方面明确要求医疗救治机构救治设施、专业技术队伍和物资的储备；另一方面提出建设依托于医疗机构的紧急救援中心、传染病医院，以及职业中毒、核辐射救治基地，并发布了具体建设指导方案。

二、发展阶段（2004—2019 年）

随着我国应急管理体系的不断完善，医疗机构层面应急资源保障的重要性日益凸显。

2006 年颁布的《国家突发公共卫生事件应急预案》[95] 明确指出，要在各层面建立健全包括技术保障、物资保障、通信交通保障、法律保障和宣传教育在内的突发公共事件处置保障体系。

2015 年印发的《国家卫生计生委办公厅关于进一步加强公立医院卫生应急工作的通知》[96] 更具体地指出，公立医院要不断提升应急处置能力和水平，建立各类突发事件应急预案，并健全、完善包括队伍和物资保障管理指南在内的应急管理各环节的工作制度。

2016 年发布的《突发事件紧急医学救援"十三五"规划（2016—2020 年）》[97] 提出到 2020 年末，基本建立我国专业化、规范化、信息化、现代化、国际化的突发事件紧急医学救援体系。其中明确要求二级及以上公立医院内设紧急医院救援管理部门，规范医学救援管理；同时加大人才培养和培训演练，完善物资储备保障，建立健全医疗卫生机构应急物资储备调用制度。

三、完善阶段（2020 年初后）

由于新冠肺炎疫情的暴发，2020 年我国国务院和各部委先后发布多项通知，进一步规范和指导医疗机构对于重要应急资源的有效管理和正确使用。

2020 年初发布的《国家卫生健康委办公厅关于印发新型冠状病毒感染的肺炎防控中常见医用防护用品使用范围指引（试行）的通知》[98] 和随后的《国家卫生健康委办公厅关于加强疫情期间医用防护用品管理工作的通知》[99] 对医用防护用品的使用和管理提出了具体要求，指导医疗机构进行合理有效使用。

2020 年 2 月，为提高医疗机构对新冠肺炎疫情的防控效率，国家生态环境部办公厅[100] 和国家卫健委[101] 分别发文豁免医疗机构在疫情防控期间使用包括 CT 机和 X 线机等在内的放射影像设备的环境影像评价及辐射机构安全许可手续，可在疫情防控工作后再予以补办。

2020 年 3 月，国家卫健委[102] 发文对承担应急救治功能的重点区域提出扩大空间、提升能力的要求。要求二级及以上综合医院原则上均应当设置独立的发热门诊，明确发热门诊设置的功能用房和区域要求；三级综合医院均应当建立符合生物安全二级及以上标准的临床检验实验室，如条件不足，要尽快改造补充。

2020 年 5 月，为进一步提高医疗机构在应对突发公共卫生事件过程中的主动性，最大程度减少因应急物资储量不足、医疗机构应急救治能力低下而导致的人民群众安全损失和社会秩序混乱，国家发改委等部门联合发布《公共卫生防控救治能力建设方案》[103]，全方位支持公共卫生防控救治设施建设、设备购置、医护人员队伍配置等项目建设，同时指出要"确保医疗机构储备质量合格、数量充足的医用口罩、隔离衣、眼罩等防护用品，一般不少于 10 日用量"，并提供重大疫情救治基地应急救治物资参考储备清单。

2020 年 9 月 2 日，国家卫健委印发《国家传染病医学中心及国家传染病区域医疗中心设置标准》，文件指出国家传染病医学中心及国家传染病区域医疗中心要组建覆盖医疗救治、实验室检测、流行病学调查等领域的应急医疗队，建立应对重大传染病疫情防控与医疗救治相适应的医用防护与救治物资、设备、药品储备、调配等动态机制，重点储备医用防护口罩、医用防护服、正压面罩等医用防护物资，各类抢救必需的影像、检验和生命支持设备。为满足应急管理需要，国家传染病区域医疗中心及国家传染病医学中心应急物资储备需分别满足重大传染病百人级和千人级救治 1 周以上需要。

为进一步做好 2020—2021 年流行季全国流行性感冒防控工作，2020 年 9 月 29 日国务院应对新型冠状病毒肺炎疫情联防联控机制综合组制定了《全国流行性感冒防控工作方案

（2020年版）》[104]（以下简称《方案》）。《方案》从17个方面
对全国流感防控工作提出更加精准、细致的要求[105]。《方案》
第3条指出，要发挥医疗机构在疫情预警、防控监测中的重
要作用，"强化公共卫生、医疗服务、应急管理等多方协同，
健全网络直报、哨点、舆情等多渠道监测网络"，同时"发挥
大数据技术作用，开展疫情分析研判和风险评估，探索推进
重点地区流感分级预警机制，有针对性地指导疫情防控"。此
外，第11条中"充分发挥发热门诊'哨点'作用，规范预检
分诊、发热门诊工作流程"和第12条中"按照'四集中'原
则，合理调配医疗资源，充实医疗力量，加强医务人员培训和
药品物资储备，确保医疗秩序平稳"则分别对医疗机构在应对
流行性感冒疫情中的工作流程和物资储备做出了指导。

（周虎子威　吴昕霞　温晗秋子）

第三节　我国医院应急资源配置现状及
国内外研究综述

在新冠疫情暴发期间，医院既要作为发现、报告和诊治患
者的前哨单位，也要担负其他疾病或健康问题的常规诊治工
作，致使医院应急物资短缺及医疗资源紧张问题较为突出。这
会严重威胁到医患双方的安全和健康，制约了疫情防控工作的
开展。因此，优化传染病应急资源配置体系，是增强医院应急
管理能力的重点。然而新发重大传染病具有传播速度快、不确
定性强、社会危害大等特点，给应急资源配置优化带来了更多
约束和更大挑战。另一方面，我国针对新发重大传染病等突发
公共卫生事件应急资源配置研究尚在起步，相关研究较少，且

多以定性为主，难以捕捉新发重大传染病快速演变的形式，不利于疫情防控工作的顺利开展。为探索突发公共卫生事件下我国医院应急资源优化配置研究开展的方向，本节在系统分析突发公共卫生事件下我国医院应急资源管理现状的基础上，对应急资源配置研究方法进行了详细论述，重点对国内外现有定量研究方法进行归类总结，为我国医院应急资源配置优化研究提供了新思路。

一、突发公共卫生事件下我国医院应急资源管理现状

医院日常的应急资源配置管理通常指的是对医院处置突发患者到达的科室中的稀缺资源，如床位、手术台、医护人员等的合理分配，来减少服务占用时间（如平均住院时间、患者平均等待时长等），提高应急救治容量和能力，以达到保障应急救治的目的。然而由于新发重大传染病有影响人群规模大、对其传播规律认识不足、社会影响广而严重等特点，针对新发重大传染病开展的应急资源配置研究具有更多的条件约束。例如：①要根据其流行病学规律预测传播趋势以匹配短时间内资源需求的快速变化；②要在充分考虑其感染性的前提下，对防护措施进行完善，以预防患者交叉感染或院内感染事件的发生；③要保证传染病防治工作与医院常规诊疗工作同步进行，尤其是做好其他危重症患者的医疗和护理。

我国目前针对传染病等突发公共卫生事件应急资源配置的研究尚处于起步阶段，特别是对医院层面的配置策略量化研究较少。在一些传染病疫情初期，由于对疫情认识和准备不足，对重大突发公共卫生事件预案不充分，部分地区的医院在短时间内出现应急物资储备不足、需求量估计不准确、应急人力资源调配不合理等资源配置问题，会严重影响疫情防控工作

的顺利开展。针对这一系列问题，国内一些学者提出了不同的解决思路。王东博等 [106] 提出要加快医院感染管理专业队伍建设，建立感染科与临床科室沟通机制以及诊疗护理清单化流程化管理模式，坚持对院内医护和管理人员定期考核。李元亨等 [107] 提出突发公共卫生事件应急管理应从传统的制度主义向公共行政行动主义过渡，将应急管理过程划分为预防准备、监测预警、处置救援、恢复重建 4 个阶段，强调应急主体的选择要符合阶段要求。吴国安等 [108] 认为医院常态工作是应急管理基础，医院需要在常态下重视应急管理工作建设，增加床位资源，制定医院应急管理机制。

尽管已有多位学者从理论层面，通过定性分析为疫情下的医院传染病资源配置提供了思路和新的方向，然而，鉴于新发重大传染病的特点，仍有一些较为突出的问题亟待解决：

1. 在物资层面，对疫情传播规律认识不足，对其快速变化的形势的预判存在很大的不确定性，进而导致难以准确预测应急资源需求。为使医院在应对突发公共卫生事件时拥有足够的应急医疗物资以匹配应急需求，2020 年 5 月国家发改委发布的《公共卫生防控救治能力建设方案》[92] 指出，要"确保医疗机构储备质量合格、数量充足的医用口罩、隔离衣、眼罩等防护用品，一般不少于 10 日用量"。然而，该方案未明确其储量计算依据，并且传染病的动力学传播模型表明感染者增长的速率与疾病传染力、人群流动性、治愈率等参数紧密相关，并非随时间呈简单线性变化，固定化的医院资源配置方案无法很好地匹配随疫情动态发展快速变化的资源需求，可能造成不必要的资源储备冗余或者资源供应短缺。同时在传染病防治中职责定位不同（是否收治传染病患者）及所处地域环境不同（是否位于传染病集中暴发区域）的医院对医疗应急物资的需求也不尽相同，需要根据自身情况，在"不少于10日用量"基础上进行差异化浮动。

2．在人力层面，传染病防控重点科室人力不足和其他科室人员闲置问题同时存在。疫情暴发使得大型综合医院，特别是传染病定点医院的工作重心转向疫情防控，一方面传染科、呼吸内科、重症医学科、急诊医学科、放射科等传染病相关重点科室工作量剧增，人手不足问题突出；另一方面由于疫情影响，一些科室患者医疗需求降低。常规的人员配置及轮班值班方案会造成人力配置不协调。因此，需要根据各科室流量监测数据在不同科室间有效分配人力资源，在医院现有人力条件下提高人员配置的灵活性和高效性，防止人力资源浪费，同时优化就诊流程，调整部分慢性疾病的就诊策略，以满足传染病防控与医院常态工作同步稳步开展。

二、医院应急资源配置定量研究方法

为解决突发公共卫生事件的应急资源配置所面临的上述问题，需要采用定量研究方法针对其不确定性、突发性、时效性等特点建立量化的模拟、决策和优化框架，从而实现对突发公共卫生事件快速变化形势的精确预判以及对决策方案实施效果科学合理的评估，以辅助医院决策者在突发公共卫生事件发生时快速做出应急资源配置的最优决策，提高医疗系统运作效率、减少应急响应时间以及降低损失成本。

目前国际上已有的医院应急资源配置定量研究主要以应急资源配置模拟优化以及相关流程改善为研究目标，以达到改善医院拥挤程度、减少患者救治等待时间等目的。所涉及的模型主要有排队模型、马尔科夫模型、仿真模型、结合神经网络和数据挖掘等预测分析模型的混合模型。

1．排队模型　　排队模型以排队论为基础，具体指顾客到达系统后，按照一定的规则加入队伍等待服务，随后按照给定规则被服务，并在服务完成后离开系统。图 3-1 所示为排队系统服务流程。

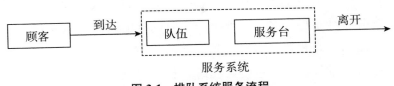

图 3-1　排队系统服务流程

排队模型可以通过统计患者到达及就诊时间对患者平均等待时间、医院各部门患者平均等待人数、医院各部门的忙期（两次空闲的时间间隔）等指标进行估计，基于估计值确定医院运营中的瓶颈操作及部门，并进一步对医院医疗物资和人力资源进行有效配置，对医院系统结构进行优化，减少患者就医成本、等待时间和医院运营成本[109]。

谢珊等[110] 建立了医院的多服务台排队模型，并以最小化医院和患者总成本为目标进行优化，给出了平衡条件下各服务流程不同站点的特征指标和整个门诊服务系统的主要指标。姜宏涛等[111] 通过建立排队模型，对等待时长、平均队长、逗留时间和等待时间等参数进行估计，分析了 7 所医院磁共振成像设备配置使用情况。Samiedaluie 等[112] 基于排队模型对多医院系统中医院专业化对系统运作效率提升的影响进行了研究，该研究结果表明，在设计一个多医院系统的战略决策时，需要考虑入院患者的组成、相对住院时间以及医院之间的患者负荷分配。Ward 等[113] 通过对以色列 Rambam 医院急诊室患者入院时间和住院时间的研究，建立了急诊室的综合随机排队模型，发现从急诊室入院的概率和住院时间分布是时变的，最终得到一个新的时变无限服务台聚合随机排队模型，具有周期性的停留时间分布和到达率。

2. 马尔科夫模型 马尔科夫模型是描述随机动态系统的模型，该模型假设系统在每个时间点所处的状态是随机的，并且按照一定的概率进行状态转移。在马尔科夫模型中，每个状态都具有马尔科夫性——即下一个时间点的状态只取决于当前时间点的状态和转移概率，与之前的状态无关。在用马尔科夫模型对患者就诊系统进行建模时，状态空间可以是当前系统中患者的人数 i，当有新患者入院或者是有患者痊愈出院时，状态 i 以一定的概率 $p_{i,\ i+1}$ 变为 $i+1$ 或以一定的概率 $p_{i,\ i-1}$ 变为 $i-1$，如图 3-2 所示；也可以是患者在医院内所处的部门 i，当患者就诊流程需要进行部门间转移，以一定概率 $p_{i,\ j}$ 或 $p_{i,\ k}$ 从部门 i 转移到部门 j 或 k，模型中的状态也相应地以一定概率 $p_{i,\ j}$ 或 $p_{i,\ k}$ 从 i 转移到 j 或 k，如图 3-3 所示。利用马尔科夫模型可以对就诊系统中患者平均等待人数、患者平均治疗时长和患者在各个部门间平均转移次数进行估计，有助于优化医院应急资源（床位、医护人员）分配。同时，在对平均等待时长和平均转移次数进行估计的基础上，可以进一步对患者就医成本和医院运作成本进行估计，有助于患者和医院对各种治疗措施的效益进行评价和比较。

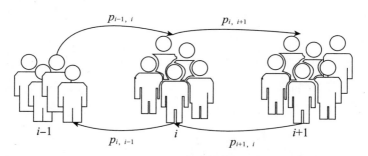

图 3-2 患者人数转移马尔科夫模型

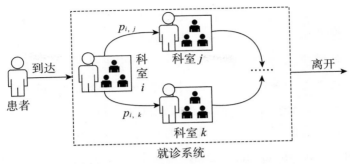

图 3-3　医院科室转移马尔科夫模型

Zhu 等 [114] 对医院急诊室的患者流动进行了研究，建立了急诊科患者流量预测的马尔科夫链模型，通过预测急诊室中患者流动的趋势，确定最大流动路径及每条路径上的患者比例，进而对医院资源进行有效配置。Wang 等 [115] 建立了一个马尔科夫链模型对威斯康星大学医学基金会计算机断层成像科的工作流程进行模拟。基于该模型，可以对患者住院时间和医护人员利用率进行评估，以提高潜在效率，减少患者平均等待时间和成本。同时，对医护人员不同配置水平的影响进行假设分析，并基于敏感性分析确定瓶颈操作，通过对其进行改进进一步提高运行效率。Zhong 等 [116] 基于马尔科夫链模型分析的系统论方法对乳腺 X 射线摄影（钼靶）检查的患者流程进行了研究，介绍了用共享资源迭代法对两个检查室的情况进行评估，并对递归过程的收敛性进行了证明。最后，以威斯康星大学医学基金会乳房影像中心为例，验证了所述方法的实用性。Wang 等 [117] 引入一个具有分裂、平行、封闭和可重入过程的复杂马尔科夫链模型对急诊室的患者流进行了模拟，开发了一种计算患者住院时间的方法，并将其应用于系统理论性质的研究，对护理服务中的参数的单调性进行了分析。

3. 仿真模型　现实系统中存在的随机性和复杂性使得对

它们进行数学解析建模较为困难，而仿真模型可以利用计算机仿真技术捕捉这些系统运行过程中交互的逻辑特征和随机性，对系统运行的机制进行模拟，复现系统的运行过程和相关绩效指标。除此之外，通过改变仿真模型中系统设计或者环境相关的输入参数，可以进行敏感性分析，优化系统设计方案。常见的仿真建模方法主要有离散事件系统仿真（discrete event system simulation，DES）、基于主体的仿真（agent-based simulation，ABS）和系统动力学仿真。

离散事件系统仿真指的是用计算机仿真技术对状态变量只在离散时间点上发生变化的系统进行模拟，通过在时间轴上按一定规律产生事件来实现对系统状态的改变。由于随机因素的存在，在建模过程中，需要采用服从某类概率分布的随机变量来对系统中的随机事件进行描述。患者就医系统就是一个典型的离散事件系统，在这个系统中，患者到达时间间隔和就诊时间受到各种随机因子的影响，通常是不确定的，被视为服从某种分布的随机变量，基于对这些分布的合理预测估计，离散事件系统仿真通过随机生成患者的到达时间和就诊时间，模拟患者的就诊过程。Zhang 等 [118] 通过建立离散事件仿真模型来描述溢出容量患者的分配，从患者密度、等待时间、治疗结果、医院利润 4 项指标对分配策略进行评价，以达到对医生服务和基本临床单位的优化。Oh 等 [119] 为提高急诊中心患者的吞吐量和资源利用率，选取了患者系统平均逗留时间，患者累积浪费时间，系统中现存患者数量以及未接受诊疗就离开的患者比率作为衡量患者吞吐量的绩效指标，医护人员、床位与设备作为衡量资源利用率的绩效指标，构建离散事件仿真模型识别出急诊系统流程中的瓶颈，对关键绩效指标进行审查，以确定要改进的领域。Song 等 [120] 构建离散事件仿真模型对中国城市医疗体系各级医疗机构之间发展不平衡的问题进行了研究，通过优化算法在分级诊疗系统中找到近似的帕累托患者流分布，对诊疗系统性能进行全面提升。Qiu 等[121] 将低精度的排队网络与高精度离散仿真事件模型相结合搭建多精度仿真优化框架，并通过仿真最优分配等仿真优化算法对分级诊疗服务体系的运行进行了优化。

与按照过程对系统进行宏观分析的离散事件系统仿真不同，基于主体的仿真以面向对象为主要思想，对基本单元"Agent"的行为准则进行建模。模型中的个体按照一定规则运转，反映出整体的演化规律。基于主体的仿真对系统中单个个体的自适应学习能力及相互间的交互作用都非常重视，这些特性有助于其对经济、生态等领域的一些非集中控制的离散系统进行研究。在对重大传染病的仿真建模中，基于主体的建模可以模拟个体运动轨迹和病毒扩散过程，因此其在重大疾病传染应急预警分析与决策支持研究方面也应用广泛。朱一凡等[122] 依托于 Agent 理论和技术，基于城市地理信息构建了一个重大疾病传染仿真系统，对百万人口规模城市的疾病病毒传播进行仿真，该仿真系统可以基于 GIS 技术构造和显示交通区域和城市网络，模拟复杂条件下病毒在大气传输中的时空分布、个体行为以及个体间的交互作用，从而预测病毒的扩散时空趋势，为进一步针对特定传染病问题开展仿真实验和分析奠定了基础。Luangkesorn 等[123] 根据某地区公共可用的地理信息系统和相关可用响应资源（如救护车、急救人员和医院床位）的数据构建了基于 Agent 的仿真模型，以模拟该地区大规模伤亡事件（MCI）的应急医疗响应。

系统动力学仿真技术指的是按照系统动力学的原理对系统进行分析，找到系统内部各个要素的因果关系，用计算机仿真对其进行模拟。倪玉丽等 [124] 采用系统动力学的方法建立医院面对外部突发事件的应急系统的仿真模型，对医院应急流程进行了定量化描述。在给定初始参数设置的情况下，通过增加资源数量，对系统性能进行敏感性分析，为医院评估不同场景下的系统性能提供了决策平台。何国光等 [125] 对常规患者和突发患者两个子系统分别进行系统动力学仿真建模，将系统场景（常规患者规模、常规患者恶化率系数、突发患者规模、突发患者恶化率系数）和资源分配方案作为输入，整个系统的死亡率和所有患者的平均系统逗留时间作为系统仿真输出，最后基于仿真输出结果对 3 种资源分配规则（基于患者数量比值、基于恶化率比值、综合考虑两者）进行了定量评价。该研究发现，较另外两种规则而言，按照患者规模比值进行资源分配具备更好的应急处置效果。

随着仿真技术使用的日益广泛，越来越多集成交互的仿真软件被开发出来，目前比较常见的有 Flexsim、Arena、EM-Plant、SIMIO、AnyLogic 等。这些仿真软件不但可以对离散系统建模，还可以建立连续系统模型以及离散与连续的混合系统模型。同时，这些编程软件往往使用进程流或块图的形式，不需要用户编程，大大降低了仿真作为工具对复杂系统进行分析的门槛，在医疗应急响应方面也得到了广泛应用。Rico 等 [126] 通过仿真软件 Arena 构建仿真模型，并结合 OptQuest 启发式优化方法对护士资源配置进行优化，以实现对流感暴发后的额外患者的管理。潘星明等 [127] 在某医院现有的应急资源配置和应急流程的基础上，利用仿真软件 SIMIO 建立仿真模型，得到不同情境下伤员的平均等待时间和各类医务人员的实际工作时间，通过增加应急流程中各阶段的资源配置使得伤员的等待时间和医务人员的工作时间减少到给定阈值以下，以此来得出各类资源适宜的补充量，达到医院的应急资源配置要求。

4. 混合模型　大数据技术等新兴信息科学技术的飞速发展及数据采集、存储等信息化平台的日渐完善为系统仿真前期数据搜集清洗提供了便利，在仿真输入分析阶段提高了仿真建模的效率和精确度。大数据技术和仿真技术的结合能更好地揭示自然规律以及提供决策支持，在智能制造、服务运营等各领域逐渐崭露头角，有着巨大的发展潜力。

韩帅[128]应用神经网络上下限估计方法（LUBE）和模拟退火算法训练真实数据并建立流感趋势预测模型，并基于此建立动态随机仿真模型，结合蚁群算法对医院应急资源配置进行优化。Nas 等[129]用递归神经网络模型对急诊室的患者到达率进行预测，并以此为输入参数建立离散仿真模型，通过最小化患者住院时间对急诊室最佳床位数量进行优化。Luo 等[130]针对医院不同科室病床占用率失衡的问题，提出了一个融合了数据分析、仿真建模和混合整数规划方法的三阶段数据驱动框架，为不同科室制定最优床位分配策略。案例分析结果表明，所提出的三阶段数据驱动框架有效地降低了不同科室病床占用率失衡的严重程度。Goienetxea 等[131]提出一种将离散仿真、基于仿真的多目标优化和数据挖掘结合的决策方法，以优化应急资源最佳数量和改进关键流程，从而缩短急诊科患者的住院时间和等待时间。该研究通过引入数据挖掘技术，可以对系统最佳配置和变量关系的相关信息进行提取，从而更好地支持决策过程。

三、医院应急资源配置定量研究小结

从研究对象上而言，现有医院应急资源配置研究多针对医院急诊室的常态化应急资源配置优化管理，鲜少考虑新发重大传染病引起的短期内人员大量入院，致使医疗资源出现供需不匹配和紧张问题。

从研究方法上而言，排队模型和马尔科夫模型在分析系统性能时，更关心系统在统计平衡状态下的稳态数量指标的计算分析，并不适合研究短期内有大量紧急特殊情况患者产生的新发重大传染病这类暂态系统。除此之外，新发重大传染病所具有的突发性、不确定性、时效性、阶段性和强制性等特点使得排队模型和马尔科夫模型这类解析模型难以建立。相比之下，仿真模型以及将仿真模型与其他数据驱动方法结合的混合模型，通过对医疗系统运行的逻辑交互进行模拟，可以快速对现实中的重大突发事件走势和相应应急流程进行复现，同时结合高效优化算法辅助实时决策，这也是未来在应对新发重大传染病的医院应急资源配置中需要深入研究的方向。

四、总结和展望

本节分析了突发公共卫生事件下我国医院应急管理面临的主要问题，发现医疗应急物资短缺与医疗资源（床位、呼吸机、医护人员）紧张现象存在，对医患双方的生命安全都带来了极大的挑战，医院急需优化应急资源配置。从上述问题出发，本节重点总结了国内外医院应急资源配置研究中的定量化研究方法，包括排队模型、仿真模型、马尔科夫模型以及结合大数据技术的混合模型，发现现有研究主要集中在对医院急诊部门的应急资源配置优化方面，对于新发重大传染病等公共卫生突发事件研究较少，鲜少考虑传染病的传播迅速、交叉感染、二次感染等特点。今后的研究需要基于传染病的传播特点和社会影响力等约束条件，针对复杂的医疗卫生系统建立合理的数学模型。考虑到突发公共卫生事件的暂态特征，仿真模型与混合模型应给予更多关注。

（张帆　宋洁　温晗秋子　吴昕霞）

第四节　医院应急资源配置模型的建立及优化

一、模型思路

本节在系统分析突发公共卫生事件下我国医院应急资源管理现状以及国内外研究现状的基础上，建立了对应急资源配置优化的模型。本模型共分为3个部分，分别为传染病模型、感染人数与物资消耗关联性分析、库存策略。传染病模型将根据现阶段的实时情况对未来一段时间内出现的传染病人数进行预测。感染人数与物资消耗关联性分析，通过相关性系数的分析以及机器学习回归预测的相关算法，建立了疫情感染人数与医院物资消耗量之间的关系。库存策略结合关联性分析的结果，进行物资储备的优化配置。本模型有利于最终资源配置的决策，为医院物资管理人员的物资储备提供了一定的参考意见。本模型的具体流程关系如图3-4所示。

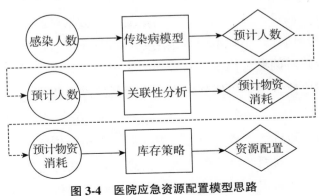

图3-4　医院应急资源配置模型思路

二、模型构建

在传染病模型方面，本节介绍了多种传播模型，并重点介绍了改进的 SEIR 模型以及基于网络结构的传染病模型。相比于传统模型，该模型更加符合应急灾害的现状，使得预测结果更加准确及具有说服力。在关联性分析方面，我们首先介绍了传统的相关性系数，随后介绍了线性回归模型及集成模型，根据数据量的不同采取不同的方法以取得更好的关联性分析效果。在库存策略方面，我们首先介绍了经典的库存策略，随后结合关联性分析的结果，优化库存决策。

1. 传染病模型 预测传染病的发展对政府科学地制定动态政策，安排复工等方面有着重要的意义。根据有限的数据来评估和预测传染病的发展，目前学界较为认可的主要有以下 3 种方法：

第一种方法是统计方法，从小样本中进行调查，对传染病的传播进行分析。例如丁志伟等 [132] 利用近 3 000 个病例样本，结合具体样本信息估计每日新增感染人数的期望，采用最大期望（EM）算法，得到每日新增确诊人数和每日新增感染人数之间的关系，进行合理预测。Imai 等 [133] 根据武汉国际机场每日人流量、确诊人数以及机场的流量数据对武汉潜在感染人数进行估计。小样本的不足之处是与总体可能存在偏差，无法反映政府调控与社会活动带来的影响。

第二种方法采用传染病动力学模型，可以从宏观的角度研究一个地区的疫情发展趋势，并进行合理预测。这种模型不关心个体的随机性，将一个地区的人群基于病毒传染的各个状态分为几类，利用对该病毒已知的信息与各个状态的人群的历史数据建立一组相互转化的微分动力学方程，对传染率和最初潜伏患者等参数进行估计。如 Chang[134] 采用 SIR 模型估计韩国的中东呼吸综合征传播情况。Chowell 等 [135] 采用 SEIJR（易感 - 暴露 - 感染 - 确诊 - 康复）模型分析了加拿大安大略、中国香港和新加坡等地 SARS 疫情中诊断和隔离的影响。该类方法的缺点在于潜在地假设了传染病在人群中传播的接触结构。

　　第三种方法是利用网络模型研究相互作用结构对病毒传播的影响，并基于此预测疫情的发展趋势。这种模型假设人际间的交互网络具有一定的结构，基于这些假设将前述传染病动力学模型转化为网络模型。如 Zhao 等 [136] 研究了多路传输网络上的多路径传播流行过程，准确计算了流行阈值与暴发规模。Grossmann 等 [137] 研究了不同接触结构对传染病传播预测的影响。这种方法的优势在于可以精细准确地描述疫情的发展，如衡量超级传播者对疫情的影响，以及衡量检测、隔离等措施的效果。缺点在于模型依赖对网络结构的假设，同时大规模的网络会大量消耗计算资源。

　　在应用上述模型时，需要考虑诸多因素，如模型的精度要求、传染病的传播特性以及传染病防治情况等，依据这些因素来选择并修正传染病模型。本节我们首先介绍传染病动力学的建模方法。传染病动力学模型是一种常用的模型，它有着简洁方便与容易拓展等诸多优势，在这里我们介绍基于传染病动力学的 SEIR 模型。近年来，人感染禽流感、埃博拉出血热、甲型 H1N1 流感等流行性传染病主要采用了 SEIR 模型进行模拟，取得了较好的模拟效果。在新冠肺炎疫情期间，已有多位研究者采用改进的 SEIR 模型，取得不错的成效。如王霞等 [138] 利用改进的 SEIR 模型预测复工对武汉周边各个城市的影响，曹盛力等 [139] 应对该模型对湖北省的疫情进行防控参数的敏感性分析。在实际应用中，我们可以通过改变人群分组或增减动力学方程中的项来调整模型。下面我们将说明如何构建并调整模型。

模型首先将人群分为 4 类，分别用 S、E、I、R 代表。其中，S 是易感人群，E 是潜伏期人群，I 是感染人群，R 是确诊（隔离）/ 康复患者。易感人群在和感染者接触后有一定的比例转变为潜伏期患者。同时，考虑到潜伏期患者有传染性且传染性弱于感染人群，我们设易感人群在和潜伏期患者接触后有 β_e 的比例转变为潜伏期患者。潜伏期患者一定会向感染状态转化，转化的比例为 e。感染者有 K 的比例主动就医被检出。由于核酸检测的存在，人群被大规模筛查，因此潜伏期患者和感染患者均以相同比例 ρ 被筛查出，成为确诊患者。这种建模方法代表了一类潜伏期具有传染力的传染病，如 2020 年初流行的新冠肺炎。

由上述转化关系，可以对各类人群的数量建立动力学模型方程组（方程组 3-1）：

$$\begin{cases} \dfrac{dS}{dt} = -\dfrac{IS\beta + ES\beta_e}{N} \\[2mm] \dfrac{dE}{dt} = \dfrac{IS\beta + ES\beta_e}{N} - eE - \rho E \\[2mm] \dfrac{dI}{dt} = eE - KI - \rho I \\[2mm] \dfrac{dR}{dt} = KI + \rho(E + I) \end{cases} \quad （方程组 3\text{-}1）$$

模型方程参数中，N 为人群的总数量，β 为人群中的感染者的传染率。若令 β_0 表示基本传染率，q 反映政府调控力度的大小，则有 $\beta = \beta_0 \times e^{-qt}$。用 β_e 反映无症状患者的传染能力，认为是轻症患者的 1/3，$\beta_e = 1/3\,\beta$。针对我国对新冠病毒的大规模检测措施，我们可以在原有的 SEIR 模型基础上新增反映检测能力的项 $\rho(E+I)$。该动力学模型方程中共有 5 个待拟合参数：β_0，q，ρ，e，K。利用以往数据拟合参数后，可以预测未来的感染人数。

另一种建模方法是构建随机网络模型来描述传染病的传播。我们可以将传染病模型从常微分方程组的形式重建为随机网络模型的形式，其优点是可以更加精确地描述传染病的传播机制。具体而言，可以采取 Erdos-Renyi 图或 Watts–Strogatz 图等的接触结构[140]，建立异质的网络模型，来精确模拟如在封城等抗疫举措下新冠肺炎疫情的发展情况；也可以将不同抗疫措施，如戴口罩或者居家办公等，表达为网络结构及参数的改变[137]，使得建模更加贴近中国的抗疫实践。

在这种模型中，首先需要根据实际的人与人的接触结构建立随机网络。例如，几何随机网络可以描述一个个体仅能和其周围个体发生接触的情况，这种接触结构就近似对应于现实中的以限制人员流动为手段的防疫措施。确定了接触结构后，即可给定节点数目并按照接触结构随机生成相应的网络。由于求解的复杂度，节点数目并不需要等于真实的人口数据（通常是远少于）。

构建随机网络后，考虑网络上每个节点（即每个个体）的感染情况。以 SIS 模型（易感 - 感染 - 易感模型）为例，用感染概率描述的动力学方程为：

$$\dot{p}_i = -\delta_i p_i + \sum_{j=1}^{N} \beta_{ij} p_j (1 - p_i) \qquad (公式3-1)$$

其中 p_i 是标号为 i 的节点的感染概率，δ_i 是其恢复率，β_{ij} 是与该节点相邻的其他节点对其的传染率。

网络模型的参数拟合通常面临数据量不足的问题，我们可以通过添加对模型参数的适当假设［如假设传染率 β_{ij} 对不同个体相同，以及要求网络模型得到的平均感染率或基本繁殖数

（基础再传播人数）与动力学模型相同等］来得到对参数的估计。得到参数后，即可用模拟的方法来预测传染病的后续传播情况。这种更加细致的建模方法能够为预测后续的患者到达情况提供有力的支持。

2. 感染人数与物资消耗关联性分析　新增的疑似患者通常分为普通门诊、急诊、发热门诊到达患者和院内发热患者。这两种患者在处置流程中均需经过相应的检测、隔离以及确诊后可能的转运和收治环节。在各环节中可能与患者产生接触的医护以及医技人员均需要消耗特定的应急物资。

在实际情况中，应急物资如面罩、隔离衣等的使用可以持续一定时间，同时一位医护或医技人员会负责处理多位疑似患者，因此单一科室的医生的应急物资的消耗对于患者数量可能是一个单调递增的阶梯函数。考虑到实际中多个科室同时工作且患者数量较多，我们在此假设患者数量和应急物资的消耗量存在近似线性的关系。因此，可以通过线性回归的方式来近似求解应急物资消耗量与患者量的关系。

首先检验传染人数与物资消耗的相关性。当序列可能存在全局的线性关系时，Person 相关是一种最为简单而有效的判断方法。它可以直观地以数字 –1、0 和 1 表示出它们之间的线性程度。这种方法也可以通过改变为滑动时间窗的方式来判断序列在某段时间而非全局的相关性。当两个序列存在一定的方向性，如引导 - 追随关系等时，可以通过时间滞后互相关（TLCC）或格兰杰因果关系（Granger causality）来判断。当两个序列长度不对等时，也可以通过动态时间扭曲（DTW）来对其进行时间方向上的放缩，并进而判断相关性。

在检验相关性之后，我们可以使用机器学习的方法更好地建立感染者人数与物资消耗的关系，这里简单介绍线性和集成两大类机器学习算法中常用的 5 种算法：

（1）线性模型——Lasso 回归：一般最小二乘法以预测值与真实值差的平方和最小为目标，即采用平方损失函数。当各特征有较强的线性相关性时，矩阵 X 即为非奇异矩阵，此时，最小二乘估计变得对观察到的目标中的随机误差高度敏感，容易产生较大方差。例如，在不对特征值进行预处理时，基本会出现这种多重共线性的情况。为了避免这种情况的发生，我们引入了正则化的手段——Lasso 回归。Lasso 回归在普通最小二乘的基础上构造了新的惩罚函数：其限定了回归系数绝对值之和小于特定值。同时，Lasso 回归同样通过增加正则项 $\alpha \|w\|_1$ 来防止最小二乘法的过拟合问题。该正则项也会使得回归系数被置为 0。Lasso 回归通过这种形式保留了子集收缩的优点，是一种可以有效处理具有共线性性质的数据的有偏估计。同时，因为它倾向于选择具有较少非零系数的解，这也有效地减少了损失函数依赖特征的数量。

（2）线性模型——Ridge 回归：Ridge 回归是另一种常用的正则化的手段。Ridge 回归在普通最小二乘法的基础上引进了正则项，即在系数的大小上设置惩罚项，以防止普通最小二乘法的过拟合问题。具体做法为：惩罚函数在最小化残差和的同时控制岭系数 w 不至于过大，从而降低观察目标中的随机异常值对岭系数的影响。复杂性参数 α 控制收缩正则项的收缩量 α（$\alpha > 0$）。收缩量越大，岭系数平方和越小，其受共线性的影响也就越小[141]。

（3）集成学习——随机森林：随机森林（random forest）算法由 Breiman 于 2001 年提出，是 bagging 算法的一个扩展。随机森林是一群决策树构成的，但是与一般的 bagging 算法不同的是，随机森林在实现样本集随机选择的同时加入了特征的随机选择。综合来说，随机森林的优点有不容易过拟合、能适应多种类型的数据、鲁棒性强、结果容易理解、可以同时进行多次运算、计算效率也会有所提升。本模型也存在一定不足：数据量不充分的情况下预测结果并不理想；计算比单棵决策树慢；决策树的生成存在一定随机性，相似的树不利于最终的预测结果。

（4）集成学习——GBDT：GBDT（gradient boosting decision tree）是 boosting 算法的扩展[142]，是一个迭代累加的决策算法，每轮迭代都会使目标函数进一步缩小。该算法的特点在于后面生成的树都是在目标函数减小的前提之下；无论是对于回归问题还是对于分类问题，都可以看作使残差减小的优化。GBDT 的优势是 boosting 算法在不需要进行复杂的特征工程对数据进行预处理的前提下，可以得到一个较为可观的结果，其准确度得到了一定的保证[143]。相比于传统的线性模型，其表达能力得到了进一步提升。其不足之处在于该算法需要较大的时间复杂度，只能进行串行计算，需要一定的时间才能得到最终的预测结果。

（5）集成学习——XGBoost：XGBoost（extreme gradient boosting）算法是在 GBDT 算法基础上的优化，最早由 Chen 于 2014 年提出[144]，是 GBDT 算法的高效实现。和 GBDT 最大的区别是，GBDT 只是用了损失函数的一阶导数计算残差，而 XGBoost 不仅使用了一阶导数，还在此基础上进一步探索了其二阶导数。由于上述改进的存在，对于同样大小的数据集，XGBoost 算法有着较小的时间复杂度，进一步提升了运算效率，并且预测效果反而不会降低。所以在处理数据问题时，XGBoost 算法则具有一定的优先权。

在数据量足够大的情况下，使用机器学习的相关算法将有效提高预测精度，更好地建立感染者人数与物资消耗量之间的关联性。

3. 库存策略　医院往往将日常运营过程中需要的各类物资暂时提前存储起来，以备未来的使用和出售，这种存储主要是为了有效缓解供应和需求之间的不协调。面对重大灾害时，应急资源的存储和配置就显得更加重要。本节将首先介绍一些经典的库存策略，随后在此基础上，将其和感染人数与物资消耗的关联性分析的结果相结合，进而更好地做到资源优化配置。

（1）经济批量库存模型说明与经济订购批量公式

1）存储费 C_1：包括医疗物资占用资金应付的利息以及使用仓库、保管物资、医疗物资损坏变质等支出的费用。

2）订货费：包括两项费用，一项是订购费用 C_3（固定费用或一次性费用），如手续费、派人员外出采购等费用。订购费用与订货次数有关，而与订货数量无关。另一项是可变费用，它与订货数量及货物本身的价格、运费等有关。如物资单价为 K 元，订购费用为 C_3 元，订货数量为 Q，则订货费用为 $C_3 + KQ$。

3）缺货费 C_2：当存储供不应求时所引起的损失。如医院职工缺少必要的防护物资时的损失以及不能履行合同而缴纳的罚款等。不允许缺货时，缺货费为无穷大。

4）存储论中著名的经济订购批量（economic ordering quantity）公式：简称为 E.O.Q 公式，也称为平方根公式，或经济批量（economic lot size）公式。我们针对模型一进行 E.O.Q 公式的计算及分析，如图 3-5 所示。

存储费用曲线为 $1/2\ C_1Rt$，订购费用曲线为 $\dfrac{C_3}{t}$，总费用曲线为 $C(t)$，其中 R 表示需求速度。

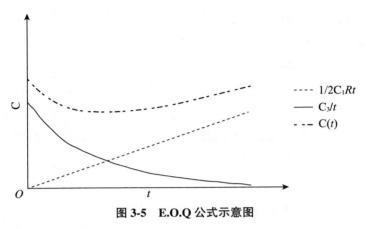

图 3-5　E.O.Q 公式示意图

最佳订购量见公式 3-2：

$$Q_0 = Rt_0 = \sqrt{\frac{2C_3R}{C_1}}$$

（公式 3-2）

（2）经济批量库存模型：模型一如图 3-6 所示，每次补充物资补充至 Q_0，每隔 t_0 时间段补充物资一次，物资以 R 的平均速度消耗，物资的配置不需要太长时间，假设订购后很快即可到达。

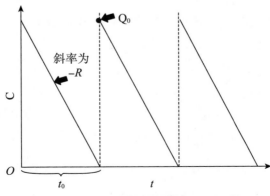

图 3-6　经济批量库存模型一示意图

模型二所考虑的情景为不能缺货，货物的配置有提前期，即物资的配置需要一定的时间。该模型更符合于应急资源配置模型。由于建立了感染人数与物资消耗的关联性分析，我们的需求可以近似看成确定需求，考虑到医疗物资配置的提前期，医院每次进货时仅需要考虑提前期内以及到下一次订货时的物资消耗总量，根据物资消耗的预估量进行库存储备，可以有效降低过度存储以及存货不足所带来的风险。

（3）库存策略（确定型）

1）（Q，R）策略：对库存进行连续性检查，当库存降低至一个订货点 R 时，进行一次订货，每次订货量不变为 Q。该策略对需求量较大、需求波动较大的情况较为适用。

2）（R，S）策略：对库存进行连续性检查，当发现库存降低至订货点 R 时，进行一次订货，订货量根据剩余库存量确定，确保使订货后的最大库存量保持一个定值 S。

3）（T，S）策略：对库存进行周期性检查，该周期为 T，每周期进行一次订货，订货量不固定，使订货后的最大库存保持一个定值 S。如此周期性检查，对库存进行不断补充。

（4）库存策略（随机型）

1）定期进货：不论现在物资库存数量为多少，每隔一个固定时间补充物资，物资补充量由剩余的库存决定。本策略适合于日常的运营管理，假设库存的消耗量为一定值，且需求量基本保持在统一水平。

2）（s，S）策略：库存余额为 I，若 $I > s$，则不对库存进行补充；若 $I \leqslant s$，则对库存进行补充，数量 $Q = s - I$。本策略更适合于需求不确定时，通过货物量的判断而不是时间判断进行物资的合理储备。

3）混合策略，即定期订货与（s，S）策略相结合，本策略更加适合于应急状态，属于当需求不确定时，且需求可能出现大幅度波动时的物资储备策略，使得应急资源配置时更能满足医院的基本需求。

将经济批量库存模型与库存策略相结合，可以在保证一定数量库存的前提下，减少医院不必要的物资仓储成本，从而有效优化应急状态时医疗物资的配置。

三、案例分析

本节使用 2020 年北京市疫情变化的实时公开数据以及北京市某综合性三级甲等医院物资消耗量的真实情况，旨在对比网络模型的拟合效果以及基于模型的资源储备效果。

1. 网络模型拟合效果　本文的数值实验假设的传播场景为一个混合型的场景，由 4 层网络组合而成，分为工作、家外活动、家内活动和通勤。考虑到前两者通常有比较明显的聚类性和较小的平均路径长度，前两者采用 Watts – Strogatz 图结构；家内活动则采用 Caveman 网络以描述家庭内成员的密切接触关系；用 Erdos Renyi 图描述通勤过程中较为随机的接触。本研究参考了 2018 年全国时间利用调查公报，将权重设置为个体分配给该场景的时间的比重，分别设置为 0.183、0.2755、0.5145 和 0.027。

本研究通过检查该混合场景模型在不同疫情防控力度下的表现来验证随机网络模型的有效性。可以看出，图 3-7 比图 3-8 更早达到平稳状态（提前近 10 天），这表示疫情防控程度的提高让疫情更早得到控制，且平稳状态下感染检出率更高。该结果与现实中的防疫经验相一致，表示模型可以正确反映实际。

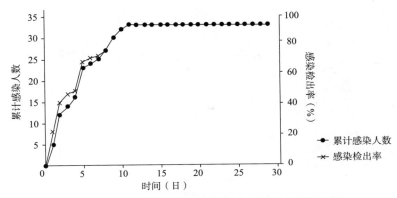

图 3-7　高防控程度下的累计感染人数与感染检出率

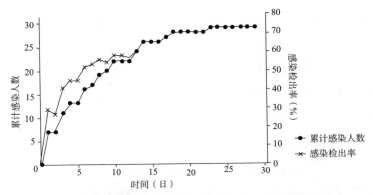

图 3-8　低防控程度下的累计感染人数与感染检出率

本研究继而基于上述混合型场景，采用 2021 年 1 月北京市大兴区的疫情数据，对模型参数进行了校准，得到的疫情拟合结果与实际情况符合较好，如图 3-9 所示。由此得到的随机网络模型可以用于预测生活情况类似的城市人群中的疫情发展。

2. 基于预测的资源储备效果　在通过网络模型对疫情的发展趋势得到准确预测后，将对比使用关联性分析后的资源储备结果以及传统的资源储备策略。使用网络模型进行疫情发展

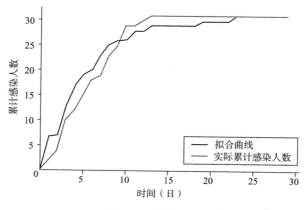

图 3-9　拟合结果

趋势的预测，随后进行相关性分析与回归，研究北京市疫情发展趋势（以周为单位）与某医院物资消耗量（以周为单位）存在的关系，3 种物资的关联性分析的结果如表 3-3 所示。与医院的实际资源储备量进行对比（以 N95 口罩、鞋套和护目镜为例），由于数据统计的完整性问题，这里只选取 2020 年的 3 至 5 月份数据进行对比，如图 3-10 所示。

表 3-3　确诊人数与物资消耗的关联性分析

物资类别	确诊人数与物资消耗的相关系数
N95 口罩	0.625
鞋套	0.510
护目镜	0.500

由图 3-10 可以看出，基于模型的资源储备效果较医院的传统策略有一定的提升效果，3 个月中的资源储备量（N95 口罩、鞋套、护目镜）分别减少了 34%、44% 和 25%，有效缓解了疫情平稳后疫情物资过量储备的问题，为日后医院的资源储备决策提供了一定的参考作用。

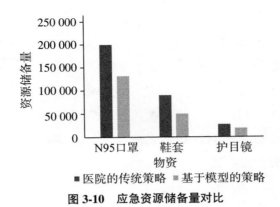

图 3-10　应急资源储备量对比

四、模型总结与展望

本节建立了医院应急资源配置的模型，本模型共分为 3 个部分，分别为传染病模型、感染人数与物资消耗关联性分析，以及库存策略。本模型通过 3 个子模型，使得系统可以通过输入现阶段的感染者人数等数据，最终确认医院的物资需求量，便于做出最终资源配置的决策。本节在对传统模型介绍的前提下，结合应急储备进行了一定的调整。本模型只是提供了基础性的思路与模型，很多假设与现实之间仍存在一定差距，只能起到一定的参考作用。现阶段对于新发重大传染病等公共卫生突发事件建模优化研究仍然较少，以下内容是我们后续研究的几个方向：

1．何时进行物资提前储备　在疫情暴发开始之前进行物资提前储备也是另一个有趣的研究问题[145]，在面对预期的灾难时，为应急管理人员寻找开始预先准备物资的最佳时机是一项挑战。疫情的数据会实时更新，随着时间的推移，疫情预报准确性会提高。因此，为了平衡不确定性和提前过量储备带来的成本，寻找最佳的物资储备起始时间是一个关键问题，这一问题对所有可预测的灾害均适用。

2. 医院间患者转运的优化研究　在应急灾害期间，各个医院使用率的平衡仍然存在一定问题[146]，解决这一挑战的一个方法是建立医疗联盟。在这一联盟中，患者可以从高利用率医院转到低利用率医院，在两类服务质量相似的医院为患者提供服务更为便利；有助于减少系统的等待时间以及便于医疗资源的合理配置。

（韩鑫明　宋洁　王子阳）

第五节　医院应急资源配置方案的制定

根据突发公共卫生事件的性质和严重程度不同，医院对人、财、物、环境等各类应急资源配置的要求不同。以传染性疾病暴发为例，短时间内对诊治空间及能力、专业人员支持，特别是防护物资配置提出较高需求。

一、空间资源配置

空间资源配置从扩建和改造两方面着手，在现有条件基础上通过扩建增加应急救治空间设施，同时根据医疗服务需求改变原有空间，调整功能与流程，以满足应急诊疗要求。

1. 扩建　突发公共卫生事件状态下，医院内部在短时间内进行大规模基础设施扩建的时间和条件有限，优先选择简易、快捷的设施满足相对独立环节的应急需求。

（1）扩建环节把握：可通过快速扩建满足救治需求的环节应当相对独立或需满足区域分流要求。医院出入口预检分诊、传染病筛查采样等环节可独立于常规医疗服务区域设置，可通过简易棚或简易房等形式实现。影像学检查或其他特殊检验检查等环节要求尽可能按就诊人群进行区分，如条件允许，传染病疑似患者，门诊、急诊患者和住院患者的影像学检查可分区域或分时段检查，可通过方舱 CT[147]、方舱 PCR 实验室等移动设施设备，满足分流需求、减少感染风险，同时缓解医院诊疗压力。

（2）扩建地址选择：扩建设施的地址选择应当在符合医院感染防控要求的基础上，满足功能需求的同时尽可能实现流程最优化。应急扩建设施一般具备易转移、易组建、易改造的特点，可优选相对空旷的室外区域，同时根据不同应急需求和综合应急方案确定相应位置。如预约分诊扩建设施，根据医院集中出入的整体管控方案，设置在唯一或主要出入口；方舱 CT 等检验检查设施，根据检查人群的范围，可选择如靠近发热门诊且相对远离门急诊的区域，优化转运路程，减少传播风险。

2. 改造 无法通过短时间扩建的环节，需要充分利用现有空间，通过整体功能调整和局部分区改造，满足应急救治需求。

（1）整体功能调整：根据突发公共卫生事件应对要求，大到整个医院或整个院区会按照政府统一要求调整为应急救治定点医院，小到部分非应急重点科室或区域紧急征用调整为应急重点救治场所。功能调整要充分结合应急救治需求，重点救治科室如发热门诊（感染疾病科）、急诊科、呼吸内科、负压重症监护病床等临床区域，以及检验科、放射科等医技区域要尽可能优先改造扩大，并配套相应仪器设备，如将其他实验室改造为核酸检测实验室；同时也要保障孕产妇、恶性肿瘤等需长期治疗的重点患者的医疗需求[148]，如缩减其他择期就诊科室门诊区域，调整为孕产妇门诊。

（2）局部分区改造：各区域内部要依据突发公共卫生事件的性质及应急救治需求布局。对于传染病防控，要依据控制传染源、切断传播途径、保护易感人群的医院感染防控要求布局，如防疫重点区域要严格"三区两通道"分区，普通病房区域设置过渡病房 [148]，降低交叉感染风险。

二、人力资源配置

人力资源配置关注调配和培训两个环节。根据应急岗位需求合理调配人力资源，同时要加强业务培训和督导，确保工作质量到位。

1. 调配

（1）整体调配机制：常规工作时，医院应当建立院级整体人力资源调配机制，由多部门联合组建专项小组，确定调配方案、培训机制并明确各部门职责。可由人事管理部门牵头，统筹掌握在岗人员情况；医务和护理管理部门分别负责医护人员调度，后勤管理部门负责各类后勤辅助如保洁、保安等人员的调度；全院所有业务、管理部门均有义务服从政府及医院调度。突发公共卫生事件时，根据事件的性质和严重程度，按照应急需求，迅速启动人员征集和调配。

（2）岗位调配原则：应急状态下，根据"重点区域按需增加岗位、非重点区域适当减少岗位"的原则，动态调整岗位设置及各岗位人员数量，一方面保障重点区域人力充沛，另一方面通过合理排班减少非重点区域不必要的人力浪费和防护物资浪费。例如调集内科和外科医护人员支援感染疾病科、急诊科、重症监护病房等区域，而部分以择期手术为主的外科科室可以根据患者的人数动态合并病房、增减门诊。此外，也要保证政府应急指令下的医疗救援队人力资源储备调度。

2. 培训 突发公共卫生事件需要医院各相关业务人员迅速反应，特别是应急调配人员需要在较短时间内掌握并熟悉特定业务流程，所以在人员配置到位后应迅速开展覆盖全员的专业化培训，同时要及时跟进督导保障质量。

（1）培训考核要求：培训内容根据突发公共卫生事件的性质安排，如应对传染病防控，要开展院感防控理论培训及个人防护用品正确使用的实操培训，非疫情相关业务科室人员与感染疾病科、呼吸内科等涉疫重点科室人员采用相同的培训教材和考核标准。培训范围覆盖医师、护士、医辅、行政、保安、后勤和外包等相关业务全体人员。培训形式可以通过线上与线下、练习与考核等多方式结合、多频次反复开展，以确保全体人员具备正确的自我防护意识并执行到位[149]。

（2）督导检查措施：根据医院整体应对工作安排，建立督导检查机制，筹建由各职能部门联合组成的专项督导检查工作组。督查内容不限于对人员相关业务培训的掌握和落实情况，可从全局出发，涵盖医院整体应急工作。如传染病防控检查可涉及个人防护、人员出入管理、环境管理、医疗流程管理、医疗废物管理等多方面内容。督导发现的问题通过集中通报、重点反馈等多种形式督促相关科室整改落实，并在后续督导中复核，以 PDCA 循环促进质量持续改进。一个完整的 PDCA 循环包括：计划（plan）、实施（do）、检查（check）和行动（Action）。

三、防护物资配置

防护物资配置的重点在于"开源"和"节流"，即从扩大采购供应和合理分配使用两方面，调整应急防护物资配置。

1. 开源 从社会到医疗机构原有防护物资供应链无法满

足疫情需求时，需要医院做出快速转变，实现从日常供应链迅速向应急供应链调整。

（1）制度流程准备：在日常状态下，医院常规采购为了更好地进行管理，获得更有竞争力的价格，通常会将同一品类的供应商数量控制在有限数量之内，如3家以下。而这一模式远远无法满足应急状态下的物资供应。因此须在物资的获取渠道上建立快速准入机制和应急采购程序，尽可能多地获取产品来源。同时为确保产品质量，以专项小组的形式，建立产品的资质快速审核通道，小组成员应由医院采购供应部门、医院感染管理部门、医疗管理部门的人员共同组成，对各类产品的质量及准用范围进行快速的界定，保证防护用品的合理使用。

同时，在非疫情时，为了确保医院在疫情状态下可优先获取防疫物资，可以和供应商以合同的方式约定应急储备协议，要求供应商为医院提供应急物资的储备服务，以降低医院日常应急储备成本，提升应急物资的应急供应能力。

（2）人员准备：面对院内爆发性的物资需求，采购供应和管理部门的人员应做好岗位和分工调整，同时需要确保相关人员都熟悉各种防护产品的使用范围及配置标准。由于疫情状态下，相关岗位人员可能会随时由于各种原因处于被隔离状态，因此需建立标准的操作流程，确保整个供应链条不因个别人员无法到岗而导致无法正常运转。

（3）空间准备：在非疫情状态下，医院往往会为了控制运行成本，尽可能压缩库存，因此原本需求量很少的防护物资库存数量及所占空间都很少。而应急状态下，库存激增，对仓储空间的需求也快速增加，医院需迅速地协调充足空间，作为防疫物资的仓储空间。

2. 节流 医院在防护物资采购紧张的情况下，更要配合内部管理，在院级物资请领环节和科室级发放使用环节，做到合理配置、顺畅请领、按需使用、监管细致，在确保重点区域防护到位的同时避免不必要的浪费[150]。

（1）制度架构要求：防护物资配备使用，涉及多部门配合管理，为应急情况下迅速启动整体调度，需要建立专项小组，制定管理方案并明确各部门职责。其中医疗管理部门负责统筹协调，细化各部门、区域岗位设置；护理管理部门负责护理类岗位设置；医院感染管理部门负责参考各级防护指导相关文件，确定岗位的相应防护标准；物资供应管理部门负责常规请领的审核和按岗位防护标准发放物资，并继续承担其他原有物资管理职责；人事管理部门负责实际在岗人员的审核。医疗、护理、院感部门同时承担非常规请领的审核职责。各临床、医技业务部门负责属地化物资合理使用监管职责。

（2）物资请领要求：物资请领为防护物资由院级物资库发放至各科室的环节，重点在于确定岗位、标准和流程。

1）分级分层确定岗位：根据医疗操作可能的传播风险可分为三级区域管理。第一级为重点防疫区域，即最容易接触传染性疾病疑似或确诊患者的区域，包括感染疾病科（发热门诊）、急诊区域、负压重症监护病房区域，以及呼吸内科、儿科、放射科和检验科等重点科室；第二级为暴露风险高的科室，即有血液、体液、分泌物等喷溅或可能产生气溶胶的手术或操作等的科室，如口腔科、耳鼻喉科、消化科、麻醉科等；第三级为其他区域，包括其他暴露风险低的临床、医技科室和职能处室。

在分区基础上，各科室确定岗位名称和职责、每日班次和每班次人数。这里不仅包括医护人员，还包括本区域内的所有属地人员，如负责环境清洁消毒、标本运送或患者转运等的各类医辅人员。

2）按岗按物匹配标准：防护标准遵照相关文件并结合实际岗位设置和物资储备等实际情况综合考虑制定。首要保障第一级重点区域的防护需求，其次在物资储备支持的情况下尽可能高标准配备第二级区域、按标准配备第三级区域。根据岗位实际变动，由科室提出申请并经专项管理小组讨论确定后动态调整细化。标准要明确重点管控医用防护用品的按区按岗配备要求，详实展示并可方便查阅。

3）区分情况细分流程：请领流程根据不同情况细分为常规请领、临时增领、紧急请领。为便于动态了解岗位、在岗人数与物资库存情况并及时调整匹配，可将常规请领由日常状态的随时请领调整为固定周期请领，如每周两次或一次，请领周期可动态调整。特殊时期原则上不允许临时增领，如确因患者人数增加导致在岗人员增多，科室现有库存无法满足时启动，与常规请领相比审核更严格。紧急请领为出现疑似或确诊传染病患者并需紧急诊断或救治时设置，可由医务处或行政总值班等医疗管理部门完成相应审核环节并直接通知物资供应部门先行备发物资，后补手续，保障应急状态下的物资迅速配备。

（3）发放使用要求：科室领回物资后，按照岗位、人数和防护标准进行科内物资发放使用和库存管理。

1）规范发放使用：科室根据岗位、在岗人数和各岗位防护标准定时发放，要求领取人签字并做好重点用品领用数量登记。同时做好库存盘点，要求实物与统计符合，出入库与实时库存符合。

2）细化监督管理：疫情期间形势变化迅速，需要在确保物资发放使用准确规范的基础上，及时发现问题并及时修正调整。医院和科室可利用物资管理系统或自行设计数据库等工具，及时维护岗位类型、实际在岗人数、按天按岗各类物品发放量等信息，实现各级库存变化和请领发放数量精细化动态测算统计。同时建立院级督查奖惩机制，定期现场核查并及时反馈整改，确保物资管理制度落实。

（吴昕霞　朱立力）

医院新发重大传染病应急响应和运营优化

第一节　医院新发重大传染病应急响应机制

新发重大传染病已成为当前全球面临的最大公共卫生问题之一，新冠肺炎疫情的暴发对国家卫生系统提出了挑战。我国现行的公共卫生事件应急相关政策文件针对各类医疗机构提供了部分指导意见，但意见尚欠细化且无统一指导体系，导致在新冠肺炎疫情应对早期部分医院应急响应预案有些应对不足[151]。医院作为突发公共卫生事件应对的主力军，其应急响应能力对保障民众安全、维护社会稳定具有重要意义[152]。本研究基于"全景洞察"理论探讨医院新发重大传染病应急响应机制，进行风险前瞻性预测，以北京市某三甲医院为例，分析其在 2020 年初新冠肺炎疫情暴发和后续多次国内疫情散发期间，应用该模型机制开展疫情防控和复工复产工作的情况，以期为进一步完善整体应急机制提供依据。

1. 资料与方法　采用系统综述的方法，以（"医院"）AND（"传染病"OR"突发公共卫生事件"）AND（"应急响应"OR"全景洞察"OR"态势感知"）为检索词，以"title/abstract"和"标题 / 摘要"为检索范围，在 CNKI 和 PubMed

上检索 2000 年 1 月至 2020 年 4 月公开发表的中英文文献。一级文献纳入标准：①中英文科技论文；②学术期刊公开发表；③可获取全文。二级文献纳入标准：①研究场所为医院；②主要研究内容为医院传染病或突发公共卫生事件应急响应；③有机制或措施具体描述。排除标准：①两个数据库中重复；②学位论文、会议报告、论文集等。通过上述策略检索到文献 101 篇，经筛选后最终保留 29 篇。

2．框架构建　通过文献分析总结出医院传染病或突发公共卫生事件应急响应体系中的 8 个领域：领导结构、制度建设、流程改造、感染控制、信息培训、人员调配、后勤保障、财务保障。基于全景洞察理论，建立医院新发重大传染病应急响应的全领域风险扫描框架：根据疫情发展时间轴分为预警、应对和后期处置 3 个阶段并以此为 x 轴，以全景洞察风险领域为 y 轴，构建二维结构的全领域风险扫描框架（表 4-1）。

表 4-1　医院新发重大传染病应急响应全领域风险扫描框架

领域	预警阶段	应对阶段	后期处置阶段
领导结构	应急管理部门先行介入 临床专家组提供决策	确立决策指挥组织并统筹部署 各工作小组分工协作	决策指挥组织把握方向 疫情管理工作小组落实监管
制度建设	初期制度构建 预警机制启动	防疫核心制度构建 防疫机制启动	防疫常态化机制启动 复工复产制度构建
流程改造	初期流程调整 应急空间储备	空间改造流程优化 诊治能力提升	加大投入，改善条件 进一步提升诊治能力
感染控制	疫情预警监控 加强感染控制督查	感控指导、落实监督 通知传达、数据上报	严格日常感染控制巡查
信息培训	重点专业培训	全员、全方位培训	重点人才培养，全员意识提升

（续表）

领域	预警阶段	应对阶段	后期处置阶段
人员调配	重点科室人员岗位梳理 做好后备人力动员工作	内部重点科室支援 外部医疗队外派	外部医疗队外派
后勤保障	防护物资、设备筹备	全面保障	日常与防疫保障结合
财务保障	应急预算储备	应急预算支持、捐赠管理	复工复产财务决策

3．机制构建

（1）领导结构：建立传染病疫情管理组织架构，见图 4-1，由院领导组成疫情管理领导小组，负责重大传染病防治的组织领导；由医疗副院长任组长，医务、疾病预防控制、医院感染管理等部门负责人为副组长，成立疫情管理工作小组，负责重大传染病防治的业务管理。从全流程和应急启动角度设立相应

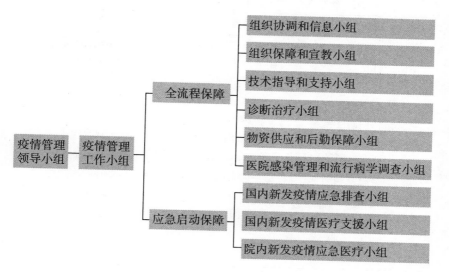

图 4-1　医院传染病疫情管理组织架构

工作组负责落实。疫情预警阶段，由疫情管理工作小组先行介入，在分析疫情数据的基础上快速启动应急响应机制，制定应急预案，组建专家组负责诊断判别，提供决策支持。疫情进入应对阶段，根据组织架构确认成员，迅速成立专项决策指挥组织，领导小组负责总体决策部署，协调整体防控应对；各小组按职责分工协作。疫情平稳后期处置阶段，领导小组确立疫情防控常态化下复工复产方针，由疫情管理工作小组具体推进。

（2）制度建设：从管理、流程和保障角度建立传染病疫情管理制度架构，见表4-2。管理机制建立决策方针上传下达的通路，确保部署高效落实；流程机制指导业务开展，使其有章可循、保量保质；保障机制照顾人财物全方面，体现人文关怀。结合疫情各阶段特点，制度不断修订完善，形成与防控重点相适应的具体方案，以研究医院汇编的新型冠状病毒肺炎防控方案为例，它在早期1个月内更新6版，后期根据疫情发展更新至第九版。根据疫情发展及时调整启用相应阶段的制度，以医疗空间为例，根据疫情严重程度动态调整病房开放，采取单人单间、隔床收治、预留缓冲病房等不同方式，满足疫情防控和复工复产相互切换的顺利衔接。

表 4-2　医院传染病疫情管理制度架构

一级目录	二级目录	示例说明
管理类	院级调度 重点区域/环节管理 分院区/科级管理	定期例会、通知传达、信息上报等 专班组建、人力调度、培训等 各分院区/各科级工作机制、应急预案等
流程类	诊疗专业 能力提升 院感防控 人员管理	诊疗方案、各区域/环节医疗操作规程 诊断、治疗能力提升，质量安全保障 院感防控指导、督查 患者和家属、院外第三方人员、院内职工管理

（续表）

一级目录	二级目录	示例说明
保障类	人员保障	关爱职工
	精神保障	党团工组织支持、宣传等
	物资保障	防护物资保障、应急设备保障、捐赠管理等
	财务保障	应急经费储备、补助、预算支持等
	后勤保障	后勤、安保、保洁等

（3）流程改造：传染病防控采取五分区管理，分为感染疾病诊区、急诊区、儿科门急诊区、门诊区和病房区。以"守重点区域、保刚需环节"为指导，合理调整布局，优化流程，提升诊疗能力。在预警阶段，加强感染疾病科、放射科等前哨科室力量，强化识别传染病能力，同时做好负压病房等应急空间准备。在疫情应对阶段，改造重点区域，如发热门诊开辟传染病专用诊室避免交叉感染，设置多间隔离病房；扩大血透、妇产科等必要诊疗区域；改建病毒核酸检测实验室提升检验能力。在疫情后期处置阶段以复工复产为方向调整方案，明确各区患者就医管理，如门急诊就诊、择期/急诊患者收住院筛查等各环节要求，并根据疫情形势及时调整。

（4）感染控制：医院感染管理防控贯穿日常医疗和重大传染病疫情全过程。在预警和应对阶段，进一步优化院感防控体系，建立三级预警机制、布局"三区"环境、强化手卫生管理；组建高效专业的院感督查专职团队，定期分区域无死角监督检查；开展多层次、多渠道、多形式的培训与考核，提高全员感控素养。在防控常态化阶段，继续保持院感防控指导、监督、管理不放松。

（5）人、财、物保障：人员方面，在应对阶段统筹调集医务人员支援院内疫情防控重点区域，同时保证刚需专业正常诊疗；时刻做好准备，支持医疗队外派支援任务。通过线上线下多措并举，突出重点人员、覆盖全员开展培训，提高专业技能。后勤方面，在预警和早期应对阶段的相对物资紧缺期，"开源"扩大防护物资和应急设备采购储备，建立"按岗按人按标准"的防护物资使用机制实现合理"节流"；疫情平稳期间调整各类物资配置，按上级部门推荐要求，保障平战结合的应急储备；同时做好防疫全过程的各类保障。财务方面，保障各类应急支出，加强预算管理应对防疫全阶段运营压力，为复工复产提供经营方案支持。

（吴昕霞　王媛媛　刘温文）

第二节　医院新发重大传染病应急演练方案及效果评估

1. 疫情防控基本到位　研究医院在整体部署下坚守院内防控、社会抗疫和日常医疗 3 条战线，交出新冠肺炎疫情防控至今全员"零感染"的答卷。

（1）应急响应时效持续提高：2020 年 1 月 14 日，国家卫健委部署新冠肺炎疫情防控工作，该院在早于 1 月 6 日时便召集紧急会议部署防控准备工作，为 1 月 20 日正式进入防疫应对阶段奠定基础。在统一部署下按防控机制有序推进，于 3 月 24 日顺利转入疫情常态化下的复工复产阶段。6 月 11 日北京市疫情再发，该院当天通告全院加强疫情防控，2 天后疫情管理领导小组启动院内疫情应对工作，3 天内完成住院患者及职工流行病学调查（流调），在此期间持续完善防控相关制度。到 12 月全国疫情散发时，在院人员流调时间缩短至 1 天完成，根据疫情严重程度，疫情管理工作小组即可协调全院参照各阶段防控流程动态调整，实现疫情防控力度和复工复产节奏的顺利转化。

（2）疾病诊治能力持续提升：新冠肺炎医疗专家组持续负责疑似病例会诊、诊断和治疗，指导新冠肺炎临床救治和专业培训，提升医疗救治水平。疫情应对早期完成新冠病毒检测实验室改造，确保核酸和抗体检测能力分别于 2 月 6 日、3 月 6 日及时具备；专设独立 CT 室用于新冠肺炎筛查避免交叉感染。为应对疫情反弹，6 月后连续开辟新冠病毒核酸检测场地，培训检测人员，陆续建立 3 个实验室，配备 15 台设备，组建 58 人团队，日检测量由 1 000 例提升至 10 000 例。12 月 7 日启用方舱 CT 和 X 线影像设备，检查能力得到进一步提升。截至 2021 年 2 月 10 日，会诊 1 132 例，诊断疑似病例 126 例，确诊病例 17 例。

（3）疫情防控机制常态化落实：院感防控专项督查小组 2020 年 2 月 10 日至 2021 年 2 月 10 日累计完成 51 轮专项督查，坚持每日会商分析反馈、督查整改及每周公示汇报，通过现场与视频督查方式，发现感染隐患 2 600 余件，建立台账督促整改，实现闭环管理。

（4）保障患者基本就医需求：疫情应对期间，履行责任坚守岗位，保障产科、儿科、肿瘤等基本诊疗服务[153]，2020 年 1—4 月在全院门诊量同比下降 52.5% 的同时，产科和肿瘤化疗与放射病科门诊量仅下降 23.7%，肿瘤放疗科反而上升 6.4%；全院出院患者下降 53.7%，而产科和肿瘤化疗与放射病科出院患者分别下降 15.5%、13.3%，儿科下降 36.9%。

2. 复工复产效果显著 疫情防控常态化阶段，防控重心逐步转为"外防输入、内防反弹"，该院采取"医疗空间七天全开放，全员五天工作制"模式，全面推动复工复产。2020
年全年门诊量 314.80 万人次、急诊量 19.67 万人次，分别恢
复至 2019 年同期的 75% 和 64%；出院 10.5 万人次，手术 6 万
余例次，分别恢复至 2019 年同期的 76% 和 79%，且均在 11
月反超 2019 年同期。同时继续保持高效运转，平均住院日和
术前平均住院日分别为 5.02 天和 1.67 天，仅比 2019 年同期
延长 0.06 天和 0.11 天。

（周瑞　刘温文　张文丽）

第三节　医院新发重大传染病运营优化的
政策建议

　　突发公共卫生事件具有突发性、复杂性和不可预测性等特
点。面对新发重大传染病，医院的常规医疗服务及运营管理模
式都会遭受不同程度的挑战，主要表现在正常诊疗秩序受到冲
击、应急医疗资源保障不足、现有管理制度难以适应形势、经
济运行面临较大压力等方面。因此医院应进行有针对性的调整
和优化，以最大限度避免院内感染，保障医护安全和患者安
全，同时满足人民群众的就医需求，维护医院的正常运转。

一、医院布局及功能分区

　　医院作为发现、报告和诊治患者的前哨单位，承担新发重
大传染病筛查诊治工作的同时，还要担负其他疾病或健康问题
的常规诊治工作，如何在保证疫情防控、减少院内感染的同
时，满足群众正常的就医需求，成为医院面临的首要课题。面
对新发重大传染病，现有的医疗布局通常不能满足疫情防控要

求，医院内部的布局及分区势必需要做出适当的调整，有条件的医院应划分出单独的区域，用于新发重大传染病的筛查和诊治，物理隔离高风险诊疗区域和普通诊疗区域，做到既能落实诊疗防控任务，又能同时保证人民群众的基本就医需求。医院空间布局和功能划分建议如下：

1. 高风险诊疗区域 首先根据新发重大传染病的特点及传播途径，明确接诊疑似/确诊患者的高风险诊疗区域，如感染疾病科（发热门诊及隔离病房）、呼吸内科、儿科、急诊及拥有负压条件的危重病房等，尽可能将高风险区域相对独立，单独开放出入口，合理设置"三区"，即清洁区、缓冲区和污染区，尽可能以建造隔断方式阻断污染源，减少院内交叉感染。

为了更好地保护患者安全，在医院划定的高风险诊疗区域内还应进一步区分特殊诊区和普通诊区。参考国家卫健委印发的《关于加强重点地区重点医院发热门诊管理及医疗机构内感染防控工作的通知》（国卫办医函〔2020〕102号）[154]，结合《医院隔离技术规范》（WS/T311—2009）[155] 等有关要求，重点设置、改造和扩建发热门诊，将发热门诊划分为特殊诊区（室）和普通诊区（室）。特殊诊区（室）一般选择相对独立的区域，专门用于接诊患新型冠状病毒感染的肺炎可能性较大的患者。其他区域作为普通诊区（室），用于接诊病因明确的发热患者或患新型冠状病毒感染的肺炎可能性较小的患者。规范设置隔离留观病区（房），数量依据疫情防控需要和发热门诊诊疗量确定，并根据变化进行调整。

2. 普通诊疗区域 新发重大传染病应急响应期间，全社会的关注重点在疫情防控，但作为医院，在关注疫情防控的同时，还必须重点保障肾功能衰竭、肿瘤以及其他需要维持定期治疗患者的医疗需求，保障孕产妇、儿童、老年人等重点人群的医疗服务，保障必需的急诊服务。

　　为了有效地降低人员密集程度，根据不同专科新发重大传染病应急响应期间的实际工作负荷、就诊患者特点等，重新规划诊区布局，减少不必要的出诊安排，优化非必要的就诊流程，甚至可以考虑关闭口腔普通门诊等高风险非急症、重症的常规诊疗工作。同时，合理设置隔离区域，满足疑似或确诊患者就地隔离和救治的需要。放射科等检查科室选择相对独立区域，设置高风险人群专用检查机房及专用通道，加强消毒措施。

　　3. 住院病区管理　　住院病区作为医院疫情防控的重点区域，在新发重大传染病应急响应期间根据各业务科室工作量，减少或扩充病区面积，合理划分清洁区、潜在污染区和污染区，实行单间收治、隔床收治等措施，有效降低人员密集程度。有条件的区域应设置二级缓冲病房，分楼层或分区域预留单间，收治新入院患者，排除风险后转入普通病房。每个病区均建议设置应急隔离室，用于疑似或确诊患者的隔离与救治。

二、就诊预检流程优化

　　面对新发重大传染病，医院内部常规的工作流程及正常诊疗秩序也需做出适当的调整，为做好就诊患者的预检筛查工作、保证疫情防控、减少院内感染，医院应首先对就诊流程进行优化，从人员流动路径、提问筛查、流行病学调查等方面做好预检工作。此外，做好危急重症救治的保障工作、鼓励线上医疗，以最大限度满足群众的就医需求。

　　1. 严格出入口管理　　根据医院人员流动路径，合理规划人员进出通道，关闭医院全部非必要的通道，同时设置单流向的普通患者通道及高风险通道，在通道入口处设置体温检测岗，对患者、家属及医护人员进行无差别体温检测，确保体温筛查无遗漏。有条件的可在通道出入口处提供快速手消，以方便患者加强清洁消毒。

2. 多举措降低人群密度　推进实施门诊全预约挂号，引导患者分时段就诊，严格"一人一诊一室"管理。在充分告知并考虑患者病情前提的情况下，严格限制门急诊陪同就诊家属数量及住院陪护家属数量，禁止住院患者探视。

3. 实施三级预检分诊　第一级：患者来院前，即预约挂号时，需要患者在线填写流行病学调查，对有疑似症状或有接触史的患者，引导到筛查门诊就诊，避免与普通诊区患者接触。第二级：患者进入诊区前，门急诊、病房等设预检分诊岗位，对患者进行二次测温，同时进行流行病学调查。第三级：患者就诊时，医师接诊患者时，或者患者进入住院病区前，再次询问症状及流行病学史，有条件的应在进入住院病区前进行相关筛查检测。

4. 保障危急重症救治　加强急诊医护力量，开通胸痛、卒中、创伤患者和孕产妇就诊绿色通道，建立心血管、神经系统、急救气管插管等24小时急救队。根据医院整体人力资源情况，调配人力支援重点科室，增加班次，做好医疗保障工作。

5. 鼓励线上医疗　在政策允许的范围内，积极开展线上医疗，为到院就诊存在困难的患者和不愿到院就诊的患者提供医疗救助。作为减少患者聚集的最佳手段，线上医疗既能拓展医院有限的线下服务空间，同时也能减少防护物资的消耗，特别建议在新发重大传染病应急响应期间采用。

三、加强应急资源管理

目前，我国突发公共卫生事件应急条例和各级突发公共卫生应急预案都有应急物资保障的相关规定，但对于应急物资储备的种类、数量都没有明确的规定，缺乏规范和可操作性。而为节省库房空间、减少资金沉淀、降低医院成本，医院物资管理向精细化管理迈进，倾向于前置管理、实时申领，减少库存风险[156-157]。当新发重大传染病发生后，医用防护用品等医疗资源短时间内需求井喷，应急医疗资源紧缺成为疫情防控需要面对的一大挑战。以本次新冠肺炎疫情为例，防控工作初期，受春节假期等对物资生产及物流的影响，采购供应处于不确定状态，许多医疗机构出现防护物资告急的情况，反映出医院在应急医疗资源保障方面尚有不足。

1. 物资储备管理　新发重大传染病发生时，医院疫情防护医疗物资的来源主要涉及常规保障、应急采购、上级单位调拨和社会捐赠[158]。4种来源中，医院能够自主控制的只有常规物资储备，因此做好常规物资储备是做好新发重大传染病应急响应的关键。医院应建立应急物资储备目录，对于目录内的储备医疗物资进行冗余配置。冗余配置的物资建议以保证医院3个月的使用需求为准，根据应急响应期间医院空间布局的调整和疫情防控的岗位设置情况，计算出合理的日均物资消耗量，从而计算出每种物资的冗余配置数量。冗余配置的物资需要及时进行库存轮换，避免超过物资的限用期限。

2. 物资采购管理　首先，医院应加强物资采购管理，规范应急物资采购制度，建立绿色采购通道，与供应商、厂家签订应急采购与供货协议，保障新发重大传染病应急响应期间的应急采购；同时应加强与上级单位、政府部门的联系，及时提请专项划拨。其次，医院还应开放接受捐赠的通道，多渠道确保应急物资能够满足临床防控与诊疗需求。在本次新冠肺炎疫情发生后，医院得到了社会力量的广泛支持，及时有效地缓解了应急物资短缺状况，但同时新闻媒体也曝光了一些接受捐赠过程中产生的问题。医院在接受捐赠时，必须坚持在现行法律法规框架下，强化捐赠过程中的法治思维、程序意识，制定接受捐赠的具体管理办法，完善配套制度，加大风险防控和信息公开力度，实现捐赠工作的法制化和规范化[159]。

3. 物资使用管理 物资的采购是"开源"，物资的使用属于"节流"。医院必须对应急物资分配的全过程进行管理，建立物资记录、查询与分配系统，全院协调统筹、科学调配重要物资；必要时，调整医院工作班次安排，减少关键物资的消耗，确保重点岗位的物资供应。

四、优化人力资源管理

1. 加强传染病人力资源培训与储备 为做好新发重大传染病的应急医疗工作，医院应常规开展传染病人力资源培训与演练，进一步完善应急人力资源培训体系建设。加强呼吸与危重症医学科、感染疾病科、急诊科、重症监护室以及检验科、超声科、放射科等重点科室的应急培训与演练；对于其他临床科室，根据医护人员自身意愿及岗位胜任力，有计划地安排传染病及重症救治能力培训，出现重大疫情等公共卫生事件时能迅速转换为新的战斗力。同时，有针对性地加强全院各类人员的应急培训与演练，医务人员重点针对相关专业技能和应急处置实操进行培训与演练，管理人员重点针对应急规章制度和就医流程进行培训与演练，后勤保障人员重点针对消毒、防护等流程进行培训和演练。保证在遇到新发重大传染病时，各类人员各司其职，最大限度避免院内感染。

2. 完善人力资源应急整合与调配机制 在新发重大传染病应急响应期，医院常规的人力资源储备难以满足疫情防控的需要，需通过应急整合与灵活调配使医院有限的人力资源得到有效的利用。

首先，医院应建立应急人员储备库，以具有传染病诊疗相关专业能力的临床医务人员作为应急人员，在遇到新发重大传染病时，先调配应急人员库中的人员。当应急人员不能满足疫情防控需求时，立即扩展至机动调配医院全部人员，确保医院重点岗位的人力需求，保证工作人员的正常休息，保护医院的核心应急资源。

其次，强化人力资源调配管理的灵活性，建立跨部门人员机动调配机制，赋予人力资源部门或应急指挥机构对全员的直接调配权，以便根据医院高风险区域的功能需求以及就诊患者的流量随时调整人力配置。在新发重大传染病应急保障期间，医院还可以接受医院职工或有相关工作经验的院外人员参与志愿者服务，为医院人员机动调配机制提供辅助支持，例如预检分诊、环境消毒、防控督导等方面，可以考虑采用志愿者服务的形式，使有限的医院人力资源在应对疫情时得到有效保障。此外，探索通过科学手段，如系统动力学的方法建立应对突发事件仿真模型、基于智能系统仿真构建应急流程等量化分析方法，通过定量描述医院应急流程环节，帮助医院快速、动态地进行人力资源调整和配置，提高人力资源配置效率。

3. 加强医辅服务单位协调保障能力　目前，医院保洁、运送、安保等辅助服务一般采用外包形式，医院对该部分员工的调配与管理需要通过外包服务公司实现，与医院总体的应急响应可能存在不协同及滞后性等问题。因此，在医院建立人力资源应急管理体系时，需要将外包人员考虑在内，平时的应急培训和演练也要加入医辅服务人员，甚至在与外包单位签订合作协议时，充分考虑到新发重大传染病期间服务公司对于服务人员数量和质量的保障，使得外包服务公司也同样做好应急准备。

4. 注重一线医护人员人文关怀 医务人员在疫情救治与防控工作中常常面对生命健康威胁、高强度工作、病患救治困难及社会舆论的多重压力，容易出现不同程度的心理应激障碍。因此，及时有效的心理干预应当作为人力资源应急管理的辅助措施得到高度重视。医院可探索建立医务人员心理咨询绿色通道，为有需要的人员及时提供心理支持；对于高风险岗位或群体，有针对性地进行预防性心理干预措施，包括心理健康促进和心理危机预防等[160]。同时，关注医护人员的健康及生活需求，科学排班、适当轮岗，确保医护人员合理工作和休息；加强员工体温检测和健康管理，落实防护物资保障，创造安全的执业环境；在饮食营养、工作条件等方面提供适当的支持与帮助，帮助医护人员以良好的状态投入到抗疫工作中去；做好对疫情防控前线人员家庭、接受医学观察医务人员及其家庭的支持保障工作。

五、优化绩效管理

在新发重大传染病事件中，医院正常的医疗秩序将被打乱，医疗工作量和医疗收入急剧下降、疫情防控成本和运营成本大幅上升，常规的绩效分配方案已不能满足管理需求，医院绩效管理应根据内外部环境适时调整。

1. 疫情期间：保障一线，体现岗位风险和劳动价值 疫情期间，医院整体医疗工作量大幅下降，但发热门诊、呼吸科、感染疾病科等相关科室工作压力陡增，大量医务人员投入到疫情防控一线。因此绩效管理首先应保障一线医务人员的收入，针对不同的人员制定不同的绩效方案，尤其是疫情最严重的时期，医院应采取薪酬直接发放到个人的方式，避免由于科室二次分配造成部分人员收入过低。

（1）派出医疗队员：在新发重大传染病期间，上级主管部门可能会统一安排医院派出医疗队员参与疫情救治和防控工作，此时医院针对派出的医疗队员，应认真执行国家或上级主管部门制定的补助政策，积极落实参与疫情防控工作人员的工作补助、加班费、误餐补助、疫情专项绩效等措施，调动派出医疗队员的工作积极性，为整体疫情防控工作做出贡献。

（2）一线医务人员：疫情期间医院工作压力大，特别是在高风险诊疗区工作的一线医务人员岗位风险高。因此绩效方案要向一线医务人员倾斜，同时一线医务人员群体也需要根据岗位责任、暴露风险、工作强度等情况制定不同的标准，切实通过绩效体现不同岗位、不同风险的劳动价值，为疫情防控工作提供助力。

（3）刚性就诊科室：在疫情期间，除了防控一线的科室外，还有一些科室，因为患者的刚性就医需求而工作并未减少，如透析室、肿瘤相关科室、产科、急诊科等。对这部分科室也要有针对性地制定绩效方案，充分考虑医务人员的工作量情况，保证医务人员的收入水平，从而保障定期治疗患者及重点人群的医疗需求。

（4）青年群体：青年群体参加工作时间不长，年资较低，同时还有一部分人需要负担房贷、车贷的还款压力，因此需要针对青年群体制定保底绩效，满足基本生活所需，保护和帮助青年群体度过困难时期。

2. 疫情防控常态化：防控优先，效率为辅　疫情防控常态化后，各项医疗工作趋于正常，医院可以开始进行复工复产，绩效政策需要适时调整，为医院复工复产明确方向，维持疫情防控和工作效率之间的平衡。

（1）防控重于效率：在疫情防控常态化阶段，医院的绩效工作不能以工作量、工作效率为首要目标，而是充分考虑疫情防控的需要，合理调整临床科室工作目标，根据科室特点设定合适的工作负荷，绩效分配方案也应根据医院运营情况适时优化，以疫情防控为首要目标，避免因过度追求工作量、工作效率，而造成疫情防控产生漏洞。一旦疫情防控出现疏漏，整个院区将面临封闭隔离的问题，反而得不偿失。

（2）以时间换空间：为了有效减少人员聚集，避免出现疫情防控风险，医院必须挖掘潜力，以时间换空间，通过鼓励周末工作的方式提升工作量和工作效率，做到医院空间一周七天全开放，医务人员通过班次的调整，轮流倒休，保证每周有两天休息时间。医院绩效方案也要针对医疗空间一周七天全开放的新工作模式发放加班奖励，使医务人员的权益得到保证，愿意参与到以时间换空间的工作中，为医院的复工复产提供动力。

（3）拓展线上服务：在疫情防控常态化阶段，为了满足集中释放的诊疗需求，在医院空间受限的情况下，鼓励开展线上咨询、线上医疗服务，制定相应的绩效方案，调动广大医务人员的工作积极性，打破医疗服务的时间和空间限制，更好地服务人民群众，服务异地就医不便的患者，同时也为医院整体的复工复产提供辅助。

六、优化经济运行管理

新发重大传染病疫情发生后，各项防控措施升级，各种不确定性增加，医疗机构面临暂时停诊或调控，患者由于恐慌而取消或推迟就医，导致医院业务量大幅下降，医疗收入急剧下滑。同时，疫情期间，医院运营成本攀升。一方面，医院常规支出依旧较高；另一方面，为应对疫情，许多医院改造诊区、病房，搭建临时候诊区等，同时大量采购设备、耗材等防疫物资，这部分额外支出将一直持续到疫情结束。因此，医院的经济运行将面临收入盈余率下降、资金周转困难等问题[160-162]，为了应对经济运行遇到的冲击和风险，医院应从以下几方面进行管理优化：

1. 树立运营风险管理意识，及时进行预测与分析　目前，国内医院的风险管理意识，尤其是运营风险管理意识较为淡薄。面对新发重大传染病，医院管理者应树立风险管理意识，定期开展灾害脆弱性分析，将医院运营风险纳入医院灾害脆弱性分析的评价体系中[163]，测评医院在突发公共卫生事件中的运营情况及应对能力，为新发重大传染病疫情的暴发做好准备。当疫情发生时，及时进行运营预测与分析，根据结果，调整年度预算及绩效考核指标，同时制定有针对性的方案解决营收下滑、现金流紧张等问题。

2. 严格控制资金支出，加强成本管控　新发重大传染病疫情下，医院经济运行压力剧增，大部分医院入不敷出[161-162, 164]，因此医院首先应严格费用管理，保障人员薪酬、药品材料、防控物资等必需支出，有效降低能耗和日常办公及管理成本，压缩、推迟非急需的消耗性支出。

同时，在保障医务人员基本权益和积极性的基础上，合理控制人力成本。在长期工作中，进一步优化收入结构，强化药品及耗材管理，建立药品与耗材合理使用评估体系并纳入绩效考核；建立并完善成本预测、决策、计划、控制、核算、分析和考核等业务流程，保障医院整体成本管理系统有效运作；探讨将成本管控纳入绩效考核体系，树立全员成本意识，全面加强成本管控。

3. 拓展资金渠道，增加流动资金　一方面，为保障资金周转，医院可通过调整预算方案，重新规划临床、医技等各部门的采购预算和执行，减少或延迟部分基建、大型修缮和设备采购等大额支出；同时通过延迟支付药品、设备货款等措施，增加日常流动资金。另一方面，疫情期间医院收入结构发生变化，财政拨款和捐赠成为重要的收入来源，医院应根据承担的医疗工作，合理争取财政拨款及捐赠收入[165]。同时，积极与医保部门沟通协调，争取加快医保资金回款。还可考虑通过银行贷款、银行授信等多种方式，保障特殊时期医院资金的短期周转。

4. 保障疫情防控，加快复工复产 财政拨款、社会捐赠和银行贷款等方式只能短期缓解资金缺口问题，想要长期有效增收，医院还应在确保各项防控工作有效进行的同时，采取多种措施，尽快恢复正常的诊疗工作，减轻医院运营压力。发挥绩效考核的"指挥棒"作用，优化绩效分配方案，挖潜力、提效率，以时间换空间，鼓励开展线上门诊、周末诊疗服务。

5. 实施精细化管理，提升运营管理效益 进一步落实医药卫生体制改革任务要求，推进医疗服务保质量、降成本、增效益，提高业务活动的质量效益。深化自身改革，实施精细化管理，构建以现代化运营管理手段为基础、以信息化管理模式为平台、以全面预算管理和业务流程优化为核心、以全成本管理和绩效管理为工具的管理方法。围绕医院内部经济运行各环节的设计、计划、组织、实施、控制和评价等管理活动，提升医院运营管理效益[161]。

七、加强医院信息化建设，挖掘"互联网+"医疗潜力

根据所面对人群的不同类别，医院信息化建设大致可分为面向公众服务、面向临床应用和面向运营管理3类[166]。

1. 面向公众服务 疫情的发生导致医院业务大幅度减少、

恢复困难，从某种角度也反映出医院运营模式单一的问题。医院应加快互联网医院的建设与应用，创新服务模式，积极推动远程医疗、线上处方、药品配送、健康管理等，扩大医疗服务供给范围，满足外地患者及疫情期间慢病患者和复诊患者的就医需求。同时，进一步加强预约诊疗、电子报告、移动支付等线上就诊流程，最大化减少人员流动，降低患者来院的无效时间，减少院内感染风险。

2. 面向临床应用　积极探索临床智能应用，为临床医生提供智能预问诊、诊断推荐、鉴别诊断、治疗参考、患者画像等智能辅助诊疗服务，加强临床数据中心建设，联通门急诊系统、住院电子病历系统和通信系统等，设立"危急值"，助力患者排查和预警。加强医疗机构间诊疗信息对接与共享，增强医院间横向协调能力；建立院区间、医联体内、跨区域医院远程会诊平台，提高医院感染防控及诊疗水平。

3. 面向运营管理　推进门诊、住院全流程线上智能化防疫流调，为疫情防控和安全诊疗增加多重保障；加强办公平台信息化建设，通过线上流转实现无纸化办公，实时数据追踪支持管理决策。

自本次新冠肺炎疫情暴发以来，医院信息化重要性凸显，在互联网医疗、大数据分析、远程会诊等方面为疫情防控提供了重要的支持作用。在国家层面，"互联网＋"医疗的科技抗疫作用也得到了强有力的肯定。自2020年2月以来，国家卫健委相关文件密集发布，要求医疗机构加强信息化建设，鼓励开展互联网诊疗服务进行疫情防控；同时，国家医疗保障局（医保局）、发改委等多部门发布相关文件，明确提及将符合条件的"互联网＋"医疗费用纳入医保支付范围，正式打通医院"云端"服务闭环。因此，面对新发重大传染病，医院传统医疗与管理模式向信息化、互联网化的转型势在必行。

八、政府层面的政策建议

在发生重大传染病疫情时，医院作为诊疗机构，能起到的作用有限，政府层面的顶层设计、统筹指挥和资源调配的作用更加凸显。因此在应对新发重大传染病时，政府层面的政策至关重要。

1. 加强传染病基础设施建设 本次新冠肺炎疫情的暴发暴露出我国城乡医疗卫生公共设施在应对新发重大传染病方面尚存在不足，普通医疗机构可用于患者诊断、救治和隔离的资源相对有限[167]。因此，政府层面应加强二级以上公立医院传染病基础设施建设，将传染病防治的硬件设施要求纳入区域医疗规划，聚焦内部布局、基础设施和流程建设，增强发热门诊的资源配置和规范管理，基于疫情防控要求进一步完善医院内部空间布局和病房建设，提高应急救治基础设施条件和装备水平，进一步推动医院应急管理常态化。

2. 规划区域内传染病救治中心 从传染病防治原则来看，控制传染源和切断传播途径是遏制疫情蔓延的重要措施，具有集中收治能力的传染病救治中心在该方面具有显著的优越性。在新冠肺炎疫情应对期间，政府迅速建设了火神山医院、雷神山医院及数个方舱医院，为疫情防控提供了关键支持。我们需要从提升传染病应急救治能力入手，进一步完善传染病应急救治体系，规划区域内传染病救治中心，辐射周边区域板块，同时采用区域协调、独立选址、弹性建设、多区联动的策略开展布局[167]；还要探索与多个医院签约合作，财政支持传染病设施及设备建设，开展常态化的传染病防治能力培训和演练，疫情发生时能迅速转变为应急医疗中心开展救治，多层次提升新发重大传染病疫情的应急收治能力。

3. 探索一院多区模式　本次疫情暴露出有限医疗资源与无限传染病救治需求的矛盾，再次引发对医院规模适宜界限的探讨。从传染病应对方面来看，大型公立医院具备更强的应急收治能力，同时也面临着更大的院内感染风险，若出现一例新发重大传染病患者，即可能带来大规模的交叉感染，引发正常医疗业务停摆，造成严重的医疗资源浪费。因此，应继续贯彻落实《国务院办公厅关于印发全国医疗卫生服务体系规划纲要（2015—2020 年）的通知》（国办发〔2015〕14 号）[168]等文件精神，合理控制医院单体规模，探索医院多区模式，提高大型公立医院面对新发重大传染病的应对能力。

在本次新冠肺炎疫情阻击战中，武汉市几所公立医院的分院区由于具备以大型医院为基础的设施、技术和管理保障，同时远离中心城区，可降低人群感染概率，被设立为重症定点医院，在疫情防控中发挥了重要作用[164]。因此，在控制医院规模的基础上，可鼓励公立医院探索一院多区模式，在优质医疗资源薄弱地区建设分院，进一步优化医疗资源布局，提升医疗服务的可及性；同时在分院区规划储备易于转换的公共设施、医疗布局、救治设备等，在新发重大传染病疫情发生后它可迅速转换为传染病收治定点医院。

4. 建设区域内应急物资储备库　医疗物资由于生产工序相对复杂、生产标准相对严格，部分医疗物资生产周期相对较长，如果没有足够的储备量，在新发重大传染病事件下，短时间内物资需求集中出现，将对医疗物资的生产、供应造成很大压力。生产企业方面，由于产能有限，无法在短期内满足大幅增长的需求；医疗机构方面，由于物理空间及运营成本的限制，应急资源储备能力有限。因此，政府层面应统筹制定医用防护物资的战略储备制度，建设国家级、省级、地市级的应急物资储备库，明确应急物资的品类、型号和储备数量，科学选定储备库地址，便于疫时及时组织投放应急物资，减轻生产供应压力，保障抗疫一线的刚性需求。

5. 完善应急资源保障体系建设　政府层面应统筹完善应急资源保障体系建设，从应急资源的采购到调配管理，尽早实现制度化、体系化和规范化。首先，完善政府应急采购体系，建立政府应急采购平台，在保证物资质量的前提下，简化采购流程、提高采购效率，同时做好供应渠道的维护与动态管理，签订应急供应和物资轮换协议。遇到新发重大传染病疫情时，应急采购立即启动，生产环节、供应渠道、采购流程等各环节应顺畅衔接，保证医疗资源的快速高效流通。其次，建立防疫物资统筹调度平台，科学设定医用防护资源应急配置指标，区域内不区分办医主体进行应急资源调配，畅通信息沟通渠道，提高防护资源应急配置的精准性和有效性[169]。再次，政府层面还应加强慈善机构、民间团体之间的物资对接机制，发动和利用好慈善机构、民间团体的应急医疗资源，从多个层面着手，解决应急资源统筹调配问题。

6. 给予适当财政支持　新发重大传染病疫情往往给医院的经济运行带来严重冲击，且影响在短期内难以消除，而医院处于抗疫一线，为疫情防控做出了巨大贡献。因此，政府层面应关注疫情下医院的经济运行状况，给予适当的政策支持。一是落实政府投入责任，对定点救治医院用于疫情防控支出的缺口由财政予以补助，加大对公立医院应急管理体系建设、信息化建设等领域的支持力度，落实医务人员工作补助、防疫津贴等待遇，切实做好医务人员待遇保障工作，为公立医院正常运转提供财政支持。二是减免相关税费，在落实现有减税降费政策的同时，建议扩大减税降费的范围，探索减轻公立医院负担的减税降费政策[162]。同时，建议医保部门及时足额拨付医保资金，财政部门对传染病专项建设项目债务进行贴息或还本，增加支持医疗卫生机构的专项债额度，协调相关机构增加解难纾困短期贷款，提高医院资金短期流动性[161]。通过多种举措，帮助医院渡过难关，实现医院的可持续发展，更好地为人民群众的健康服务。

九、小结

面对新发重大传染病疫情，医疗机构作为防控与救治工作的中坚力量，若缺乏有效的应对和运营优化措施，不但会影响疫情防控工作的顺利开展，还可能造成疫情后期秩序恢复和运营发展困难，乃至威胁到区域性或全国性医疗卫生体系的安全和发展。同时，突发公共卫生事件的应急管理具有极强的综合性、专业性和系统性特点，政府层面的顶层设计、统筹指挥、资源调配和政策支持尤为重要。因此，医院自身必须高度重视，强化风险意识和应急管理，积极转变内部管理理念，并加强与政府、卫生行政部门、医疗保障部门等机构的沟通协调，进一步提升新发重大传染病的应对运营管理能力，保障人民健康和生命安全，维护社会经济的稳定和发展。

（周瑞　翟辉辉　张敏佳）

医院新发重大传染病防控管理规章制度

北京大学第三医院（以下简称医院）建于 1958 年，是国家卫生健康委委管医院，是一所集医疗、教学、科研、预防保健、康复与健康管理为一体的综合性三甲医院。同时也是卫生部核事故医学应急中心第二临床部、国家核辐射医疗救治基地北京基地的临床部、北京市放射病救治基地和北京市创伤救治基地。经历了 SARS 疫情、汶川地震、玉树地震、奥运会保障、新型冠状病毒肺炎疫情等一系列突发事件以及医疗保障工作后，医院积累了丰富的应急以及保障经验。

为提高防范和应对医院突发事件的能力，正确、有效、快速处置各类突发事件，最大限度地预防和减少突发事件及其造成的损失和影响，保证医院正常工作秩序，维护人民群众身体健康、社会稳定，医院本着统一指挥、分级负责，科学管理、规范救治，平战结合、常备不懈的原则，制定突发事件应急预案体系，包括总体应急预案和各类专项应急预案。总体应急预案是医院组织管理、指挥协调突发事件处置工作的指导原则和程序规范，是应对各类突发事件的综合性文件。专项应急预案是针对具体的突发事件、危险源和应急保障制定的计划或方案。

其中，《传染病管理及突发公共卫生事件应急预案》作为专项应急预案之一，贯彻落实《中华人民共和国传染病防治法》《北京市突发公共卫生事件应急预案》及各类传染病救治指导文件，有效地做好医院新冠肺炎、人感染高致病性禽流感、SARS、鼠疫、肺炭疽、霍乱等涉及特别重大及重大公共卫生事件的法定传染病（以下简称为重大传染病）的控制和医疗救治工作，保护人民群众身体健康，维护正常医疗工作有效进行，保证医疗质量和医疗安全。

第一节　总则

一、指导思想

1. 严格落实《中华人民共和国传染病防治法》《突发公共卫生事件应急条例》等法律法规和规范性文件，充分认识重大传染病防治工作的重要性和紧迫性，加强领导，周密部署，履行职责，落实责任，积极与上级部门和有关单位进行信息沟通，紧密结合医院的实际情况，对重大传染病进行联合防治。

2. 全面落实"四早"（早发现、早报告、早隔离、早治疗）。

3. 提高快速反应和应急处理能力，将防治重大传染病的工作纳入医院总体管理体系，实行法制化、科学化和规范化管理，确保患者就医环境安全。

二、工作原则

1. **快速反应**　建立快速反应应急机制，强化人力、物力、财力储备，加强全员培训，增强应急处理能力。按照"四早"要求，确保发现、报告、隔离、治疗等环节紧密衔接，一旦发现疫情，快速反应，及时处置。

2．科学防治　加强重大传染病的日常监测，发现病例立即上报医院领导、上级主管部门（如附属医院所属医学院校）、所属区县级卫生健康委员会及疾病预防控制中心、省市级卫生健康委员会，直至国家卫生健康委员会。及时采取有效的预防和控制措施，全院统筹，责任明确，通力协作，有效配合，迅速控制传染源，切断传播途径，控制疫情的传播和蔓延。

（胥雪冬　钟源　吴昕霞）

第二节　医院传染病疫情管理组织

一、管理组织框架

医院传染病疫情管理组织框架见图 4-1。

二、决策领导机构

1．医院传染病疫情管理领导小组，负责全院重大传染病防治的组织和领导及重大问题决策，统一部署全院工作和干部调动。根据疫情预测和变化情况，不定期召开会议，研究决定重大传染病防治工作的重要事项和重大决策。领导小组办公机构设在党院办，包括：

组长：院长、党委书记。

副组长：主管医疗工作的副院长。

成员：全体院级领导（包括副院长、党委副书记、纪委书记、纪委副书记、总会计师、院长助理等）。

2．医院传染病疫情管理工作小组，负责全院重大传染病防治的业务管理，主要职能为负责重大传染病日常防治工作的业务指导、组织管理和监督检查；负责与上级部门、院外其他单位和全院科处室及领导的沟通协调；统一组织协调全院疫情预防和控制；收集、分析疫情及发展态势，上报、反馈信息；及时向院领导提出启动、终止疫情防控各阶段预案的建议。办公机构设在医务处，包括：

组长：医疗副院长。

副组长：医务处处长、疾病预防控制处及医院感染管理处处长、党院办主任。

成员：党院办、医务处、门诊部、护理部、疾病预防控制处及医院感染管理处的正职和副职领导，人事处、总务处、保卫处、财务处、教育处、科研处、信息管理与大数据中心、医学工程处、医疗保险管理办公室的正职领导，大内科、大外科、呼吸内科、儿科、急诊科、感染疾病科、放射科、检验科、药剂科主任，急诊科护士长、感染疾病科护士长。

医院授权工作组组长为重大传染病防治的直接领导，指挥医院重大传染病防治工作组开展工作，协调各部门工作，包括医疗队伍组建，急需医疗设备采购，防护器材、药品和消耗品采购供应，以及重大传染病防治工作用房调配。

三、全流程保障组织管理机构

1. **组织协调和信息小组** 由医务处、疾病预防控制处、医院感染管理处、信息管理与大数据中心等部门组成，组长为医务处处长。具体职责为：制定工作流程；负责信息沟通、联络协调；监督重大传染病疑似和确诊患者的及时上报；提交有关信息研究报告供领导决策参考；保障信息网络正常运行；联系重大传染病疑似患者和确诊患者的转院工作；监督院内流行病学调查、消毒及院内交叉感染的预防；收集、分析疫情及发展趋势，上报、反馈信息；完成领导小组和工作组交办的其他任务。

2．组织保障和宣教小组 由党院办、教育处、宣传中心、经营管理办公室等部门组成，组长为党院办主任，副组长为党院办副主任和教育处处长。具体职责为：组织重大传染病知识讲座培训、考核；负责院内及时准确的信息发布，加强舆论引导，做好新闻媒体宣传工作。负责政治思想工作和动员，本科生、研究生和进修生健康安全教育和预防措施的落实；接受、管理并发放社会及个人捐赠。

3．技术指导和支持小组 由大内科、大外科、感染疾病科、儿科、危重医学科、麻醉科、放射科、检验科、门诊部、护理部、疾病预防控制处和医院感染管理处等部门组成，组长为内科主任，副组长为外科主任、门诊部主任、护理部主任。具体职责为负责一线医护人员的安排和调配，对重大传染病的治疗、医务人员感染的预防、疾病控制流程进行技术指导、监督和帮助。

4．诊断治疗小组 由呼吸内科、感染疾病科、儿科、急诊科、消化科和护理部等部门组成，组长为呼吸内科主任，副组长为急诊科主任、儿科主任和护理部主任。具体职责为整合和调配医疗资源，及时投入医疗救治工作；组织和协调诊断、治疗、抢救等专家组有效开展工作；监督检查相关技术标准和规范的落实情况；及时修订诊断和治疗方案；检查和指导所负责对口支援医院的科学化管理；具体负责重大传染病疑似患者和临床诊断患者的诊断治疗工作。

5．医院感染管理和流行病学调查组 主要由疾病预防控制处、医院感染管理处和中心实验室临床流行病统计人员组成，组长为疾病预防控制处及医院感染管理处处长。具体职责为负责收集重大传染病疑似和确诊患者的信息，及时上报；院内流行病学调查、消毒及院内交叉感染的预防；组织防护工作培训；组织协调疫情监测；协助市、区疾病预防控制中心工作。

6. 物质供应和后勤保障小组 由总务处、医学工程处、财务处、药剂科和保卫处等部门组成，组长为总务处处长，副组长为财务处和药剂科主任。具体职责为负责落实防护物资器材、药品和消耗品的采购供应、财力保障及医院环境卫生，负责发热门诊和发热留观室区域工人调配（如卫生清洁、标本外送等）。

四、应急启动保障组织管理结构

1. 国内出现重大传染病疫情的应急排查系统 根据国内外疫情形势变化或上级疾控部门要求，疾病预防控制处负责确定疫区范围和流行病学调查起止时间，上报医院传染病疫情管理工作小组组长（医疗副院长）。医疗副院长组织医疗专家组讨论，根据讨论结果建议立即启动院内应急预案，并报请传染病疫情管理领导小组同意，通知传染病疫情管理工作小组启动应急排查预案。

应急启动环节，传染病疫情管理工作小组各部门主要职责如下：

（1）党院办负责通知各相关职能处室立即启动应急预案。

（2）人事处负责医院所有工作人员流行病学调查。收集疫情相关人员信息并安排传染病相关检测。教育处、护理部、总务处、经营管理办公室、保卫处协助调查。人事处将流调信息及检测结果汇总至疾病预防控制处。

（3）医务处负责感染疾病科、急诊科和儿科的患者及陪护家属流行病学调查，收集疫情相关患者及陪护家属信息并安排传染病相关检测，将流调信息及检测结果汇总至疾病预防控制处。急诊科应急抢救室作为缓冲区，应对需急诊急救治疗但不能排除传染性疾病患者的隔离收治。通知临床及医技科室相关注意事项，加强流行病学调查、健康码和（或）通信大数据行程卡等查验。

（4）护理部负责住院患者及陪护家属流行病学调查。收集疫情相关患者及陪护家属信息并安排传染病相关检测，并将流调信息及检测结果汇总至疾病预防控制处。加强病房陪护和探视管理。

（5）门诊部负责通知门诊接诊注意事项，加强流行病学调查、健康码和（或）通信大数据行程卡等查验。

（6）医院感染管理处负责督查医院感染防控措施落实情况，查漏补缺，防微杜渐。

（7）疾病预防控制处汇总医院工作人员、患者及陪护家属的流行病学调查信息和传染病相关检测结果，协助疾病预防控制中心明确是否存在密切接触者，汇总无症状感染者、疑似/确诊病例，汇报医疗副院长。

排查人员中若传染病相关检测可疑阳性或不排除疑似病例，均需立即汇报医疗副院长并通知医务处，组织医疗专家组例会讨论，根据讨论结果按照院内出现重大传染病疫情的应急医疗系统进行处理。

2. 国内出现重大传染病疫情的医疗支援系统　根据国内外疫情形势变化，按照上级卫生行政部门外派医疗支援的要求，医院传染病疫情管理领导小组和工作小组启动应急外派医疗支援工作。传染病疫情管理工作小组各部门主要职责如下：

（1）医务处负责总体协调，负责流程梳理、各环节调度和各部门配合，负责外派医生征集和院内医疗救治。

（2）护理部负责外派护士征集。

（3）总务处负责应急物资准备、车辆交通、医疗垃圾处理等后勤保障工作。

（4）医学工程处负责应急设备准备、保障维修等工作。

（5）医院感染管理处负责外派医疗队院感防护和培训。

（6）根据外派医疗支援任务，由其他相应部门承担保障工作。

3．院内出现重大传染病疫情的应急医疗系统

总指挥：传染病疫情管理领导小组组长。

副总指挥：传染病疫情管理工作小组组长。

成员：医务处、医院感染管理处、疾病预防控制处、急诊科、感染疾病科、护理部、总务处、电话总机、内/外科抢救小组。系统组织结构见图专题案例 1-1。

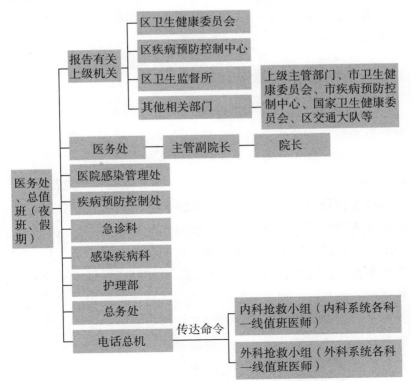

图专题案例 1-1 院内出现重大传染病的应急医疗系统组织结构

院内一旦出现重大传染病患者，传染病疫情管理领导小组组长可及时启用应急医疗系统。

（胥雪冬　吴昕霞　刘温文）

第三节　传染病的预防及控制措施

一、医院的总体布局及分区

采用五区管理模式，将医院划分为 5 个分区管理，分别为感染疾病诊疗区（包括发热门诊、肠道门诊、肝炎门诊）、急诊区、儿科门急诊区、门诊区和病房区。各区间相对独立，标识明显。其中发热门诊、肝炎门诊、肠道门诊及儿科门急诊内设立留观室。

二、传染病的预检分诊及筛查

预检筛查严格执行《医疗机构传染病预检分诊管理办法》及医院急诊初检流程。医师在接诊过程中，应当注意询问患者有关的流行病学史、职业史，结合患者的主诉、病史、症状和体征等对来诊患者进行传染病预检。根据传染病的流行季节、周期和流行趋势做好特定传染病的预检、分诊工作。在接到上级卫生主管部门和政府发布特定传染病预警信息后，或按照上级卫生主管部门的要求，加强特定传染病的预检分诊工作。对于新发重大传染病，设立相对独立的预检处，引导就诊患者首先到预检处检诊，初步排除特定传染病后，再到相应普通科室就诊。对呼吸道等特殊传染病患者或疑似患者，依法采取隔离或者控制传播措施，并按规定对患者陪同人员和其他密切接触人员采取医学观察和其他必要的预防措施。

1. 感染疾病科流程 感染疾病科建筑独立，发热门诊、肠道门诊及肝炎门诊总体及各诊室房间划分清洁区、半污染区、污染区，各区有标识，分隔不交叉。区域内设独立的发热患者挂号室、检验室、药房、收费处和X线室，供发热患者专用。感染疾病科按要求进行疫情报告，及时上报传染病卡。工作人员要求做好个人防护措施，并强调每诊完一位患者后洗手或用快速手消毒剂。

（1）所有发热患者均到发热门诊就诊。

（2）实名制挂号，身份证号、现住址、单位、职业、联系电话详细登记。

（3）经检查发现体温高、有明确的相关疾病可诊断的患者，发热门诊能处理的内科疾病在发热门诊处理；专业所限，发热门诊不能处理的，指引到急诊科由相应专业诊治。

（4）经检查发现体温高、无明确相关疾病，怀疑重大传染病可能，安排留观室进行医学观察，启动门诊、急诊区域重大传染病排查流程（图专题案例1-2）。

（5）肝炎门诊、肠道门诊区，按上级对肝炎门诊和肠道门诊的要求进行设置，与其他区域完全隔断。

2. 急诊区流程

（1）急诊入口处设预检分诊岗专人把守，将经初检发现体温高的患者及其陪同人员指引到发热门诊就诊，腹泻患者到肠道门诊就诊；体温不高者引导至分诊台，复测体温并填写流行病调查表，复测体温高者嘱其至发热门诊就诊。

（2）危及生命的急诊患者经急诊大门直接到分诊台，分诊诊治同时测体温，并详细询问流行病学史，不怀疑重大传染病患者继续急诊科诊治，怀疑重大传染病患者经三线医师和主检医师会诊后决定是否转往发热门诊留观室救治，无法转运患

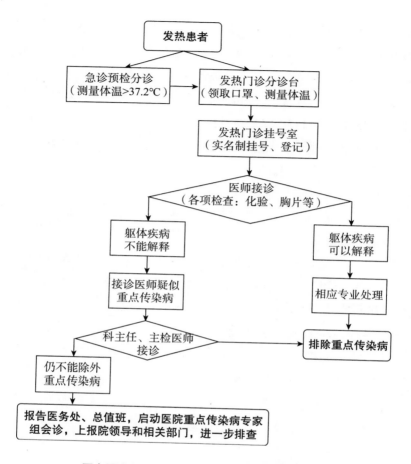

图专题案例 1-2 感染疾病科发热患者就诊流程

者安置于隔离诊室接诊，同时进一步确认重大传染病是否存在（图专题案例 1-3）。

（3）需急诊手术的患者，根据重大传染病筛查情况和病情危重程度，做好围术期准备和医务人员防护（图专题案例 1-4）。

（4）漏入急诊内部的怀疑重大传染病发热患者，患者就地隔离，参照发现疑似传染病患者处置流程执行（图专题案例 1-5），做好医务人员的防护，尽量缩小污染范围；及时做好消

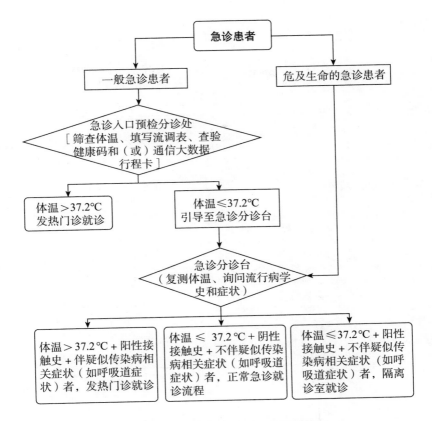

图专题案例 1-3 急诊患者就诊流程

毒工作。

3. 儿科门急诊流程

（1）原则上 16 岁以上发热患儿于发热门诊就诊，16 岁及以下发热患儿在儿科门诊就诊。

（2）儿科实行 24 小时门急诊，护士分诊台预检制。

（3）对怀疑传染病患儿分诊到传染病专用诊室就诊，普通发热患儿分诊到各诊室就诊，对于小儿内科以外患儿分诊到成人科室如皮科、眼科等就诊。

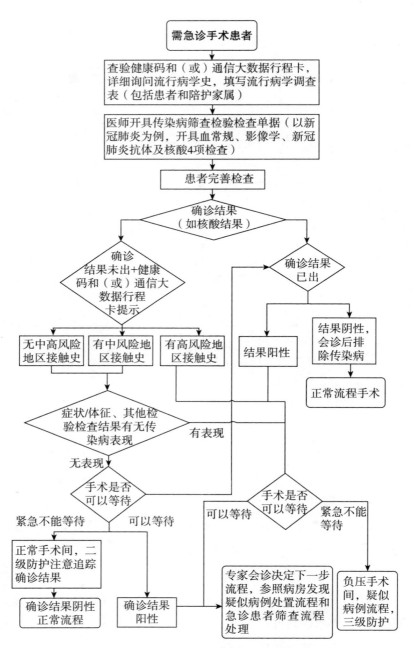

图专题案例1-4　急诊手术患者处置流程

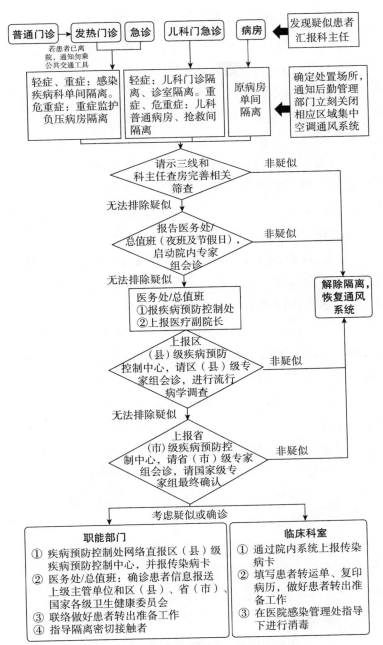

图专题案例 1-5 发现疑似患者处置流程

4. 门诊区流程

（1）加强门诊区域管理，通过多种措施减少人员聚集。实行预约挂号和检查，根据科室和专业特点，合理、动态分配专家门诊，设置出诊单元号源数，调控就诊人数。强化分时段诊疗模式，严格遵守保持安全距离的要求，严格落实"一人一诊一室"要求，减少人员聚集和交叉感染机会。明确家属陪诊规定，有自主活动能力的患者，谢绝家属陪诊，并规劝不进入门诊诊疗区域；如确需陪诊，仅限一名家属，且原则上不得进入诊区；需确保家属填写流行病学调查信息并按属地化管理监测体温和相关症状。

（2）门诊患者在预约挂号时填写《流行病学调查表》，来院当日扫描出示流行病学调查表、健康码和（或）通信大数据行程卡，进入医院和诊区或检查区时主动向工作人员出示。

（3）门诊区域入口处预检分诊发现体温升高的患者，引导至发热门诊，按发热门诊流程处理。体温正常者到门诊各分诊台复测体温并查看《流行病学调查表》、健康码和（或）通信大数据行程卡，无异常者可至相应门诊诊治。接诊医师须对每一位患者询问有关传染病流行病学史并记录到病历（图专题案例1-6）。

（4）漏入门诊内部的发热或疑似传染病患者，或接诊医师认为无法排除或疑似传染病患者，由专人引导至发热门诊，按发热门诊流程处理。引导人员做好个人防护，固定路线转运，减少交叉感染。

（5）医技科室严格登记制度、责任人制度，严防错登错记和丢失标本事件；做好接触防护及标本处理；定期消毒检查室和检查仪器。如遇血液或体液污染情况，随时消毒。

5. 病房区流程

（1）陪住探视管理：严格限制探视时间和陪住人员，不

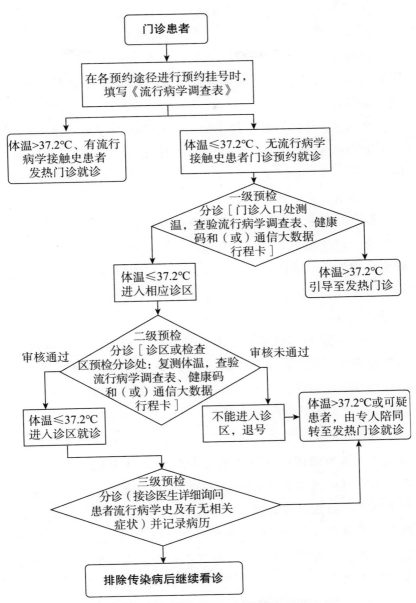

图专题案例 1-6 门诊患者就诊流程

允许请假外出，严格门禁和封闭式管理。患者尽量在病房房间内活动，禁止家属到病房进行探视，缩减各项需要家属参与的医疗活动。如因病情变化需要及手术相关要求，医院通知家属来院的，须填写准入证，医务人员做好患者家属的宣教，指导其手卫生、戴口罩。

严格患者住院告知，传染病流行期间办理住院手续时必须持有流行病学调查表和传染病筛查阴性结果，否则不予办理。确因病情需要陪护，家属也需持有流行病学调查表和传染病筛查阴性结果，并固定陪护人员，最多允许一人陪护。

加强对患者及家属预防传染病的宣传教育，增加防护传染病的意识。住院患者及陪护家属均需定时进行体温监测，并需佩戴医用外科口罩进行防护，如有异常需要及时排查。

患者及陪住家属办理出院手续并离院后，不得再返回病房。

（2）入院和床位管理：患者及陪护家属入院前严格进行传染病筛查，排除传染病感染才可安排住院。各临床科室需严格探视、陪住管理，控制人员密度；保留机动床位，保证发现疑似／确诊病例后进行单间隔离。

优先收治急诊患者，保障限期患者，限定择期患者类型。

科室参考院级《传染病管理及突发公共卫生事件应急预案》制定各病房重大传染病防控期间应急预案，内容建议包括但不限于：筛查疑似病例方案及流程、发现疑似病例后病房处理方案及流程、预留隔离病房数量及具体房间、发现疑似病例后参与处置医生及护士数量、具体人员及联系电话、分管负责人及联系电话。

疑似传染病相关检验检查阳性结果纳入危急值管理，需要及时记录和处理。住院患者出现疑似传染病时应及时上报，并按照发现疑似患者处置流程（见图专题案例 1-5）严格执行。

（3）住院手术相关管理：①疫情防控期间，严控日间手术，强化排查，避免术前时间过短而疏于调查和排查。加强术后随访，及早发现问题并积极上报处理。②需要手术患者待检验、检查结果明确后，负责医师提请核心组批准方可安排手术并承担相应责任。提交手术申请时，需要准确填写手术患者的传染病排查情况，留档备查。③麻醉科需要按规定进行术前访视，评估患者的传染病排查情况，必要时进一步检查排除，符合规定后方可安排手术。④手术接台间隔充分净化清洁。麻醉恢复室收治患者，床位间距保持至少 1 米。⑤疑似或确诊患者不能转至定点医院时，手术必须在负压手术间实施，转运患者需要走专用感染患者通道，注意及时通知消毒处理。⑥严格控制手术人员数量，精简人员，避免不必要人员入内。

三、各区域之间的有效衔接

各区域间相对独立，减少人员流动，切断各区域间传染链。

1．各区域患者就诊通道相对独立。

2．检验、检查分区域、分时段安排，尽可能减少门诊、急诊和住院患者交叉。

3．各类工作人员注意工作区域独立，避免不同类别工作地点交叉。

（周庆涛　吴昕霞　胥雪冬）

第四节　突发重大传染病确认和诊断

一、医院突发重大传染病病例的确认

医院首例新冠肺炎、人禽流感、SARS、鼠疫、肺炭疽、霍乱等重大传染病的病例，首先由医院重大传染病专家组和医院流行病学调查组共同进行初步确定后，上报上级疾病预防控制部门和卫生行政部门，由上级部门组织的专家组会诊确认。重大传染病最终诊断权归国家级重大传染病专家组。

医务人员发现符合传染病病例定义的疑似病例，根据发现的区域决定处理，同时院内处置流程需根据国家及所属市区疫情防控整体情况和相关文件要求，及时调整更新（见图专题案例1-6）。

1. 患者原诊室或原病房隔离，患者病情耐受者需戴医用外科口罩。

2. 责任医师请示科主任。

3. 科主任仍怀疑重点传染病，通知医务处或总值班，医务处或总值班组织院内重大传染病专家组会诊。

4. 专家组会诊后，不考虑重点传染病，解除对患者的隔离，继续正常的工作。专家组会诊后，仍考虑疑似或临床诊断重点传染病患者，不同部门和人员启动应急工作。

（1）医务处和疾病预防控制处：电话上报医疗副院长，同时根据国家及本市区传染病上报和管理流程，逐级上报，提请各级专家组会诊确认。常规对于出现新发重大传染病或不明原因传染性疾病疑似患者具体处置流程如下：

1）电话上报区疾病预防控制中心，请区级专家组会诊。

2）通知院内流行病学调查组，协助区疾病预防控制中心进行流行病学调查。

3）区专家组排除重点传染病，解除对患者的隔离，继续正常的发热门诊工作；如仍考虑疑似或诊断患者，通知市疾病预防控制中心，由市级专家组会诊后国家级专家组最终确认。

4）市级和国家级专家组排除重点传染病可能，解除对患者的隔离，继续正常的发热门诊工作；如市级和国家级专家组确认为疑似或诊断病例，网上直报区疾病预防控制中心，并报传染病卡，同时将确诊患者信息报送相应上级主管单位（如附属医院所属医学院校）和区（县）、省（市）、国家各级卫生健康委员会。

5）联络做好患者转出准备工作。

6）隔离密切接触者，包括同病室患者、相关医务人员等。

（2）责任医师和护士：通过院内网络上报传染病卡，疾病预防控制处及时进行网络上报；填写患者转运单、复印病历，做好患者转出准备工作；在医院感染管理处指导下进行消毒。

5．一旦疑似或确诊重大传染病患者，由医务处与省（市）、区（县）卫生健康委员会，疾病预防控制中心及120急救中心联系，由急救中心派出专用救护车和急救人员将患者转往定点医院。

二、重大传染病的诊断治疗

重大传染病的诊断主要依据临床表现和流行病学，在此基础上还需具备病原学、血清学依据，诊断和治疗标准采用卫健委制定或建议的相关标准。

（周庆涛　陈吴康　吴昕霞）

第五节　传染病的信息报送工作

一、报告内容

40 种法定传染病、急性弛缓性麻痹（acute flaccid paralysis，AFP）病例及传染病症状监测。

二、报告时限

严格执行《中华人民共和国传染病防治法》《突发公共卫生事件条例》中有关规定。

1．医务人员一旦发现怀疑甲类传染病及乙类中按甲类管理的 SARS、肺炭疽、禽流感、新冠肺炎等重大传染病病例，责任人须立即报告医务处、疾病预防控制处或总值班。医务处、疾病预防控制处或总值班须立即上报院领导，并组织专家组会诊。对医院专家组认定的确诊或疑似重点传染病病例，疾病预防控制处立即电话报告区疾病预防控制中心，病例经国家级重点传染病专家组最终确认后，责任科室须立即填写《传染病报告卡》并由疾病预防控制处迅速网络直报，对再次就诊患者须注明前几次接诊医院；还需将《重点传染病疫情报告卡》的信息和患者病情及身份信息准确输入重点传染病信息管理库；同时将《重点传染病疫情报告卡》传真至区县、省市疾病预防控制中心，上级主管单位，区县、省市、国家各级卫生健康委员会，并做好文字记录。

2．其他乙类及丙类传染病应于 24 小时内网络直报。

3．AFP 病例报告　发现 AFP 病例后，在 12 小时内以最快的方式（电话网络双报告）报告到区疾控中心。

三、迟报与漏报的管理

传染病迟报与漏报与科室奖金挂钩，如发生迟报与漏报造成传染病流行按《传染病防治法》相关规定处理。

四、结核病的管理

严格执行医院《肺结核诊断转诊报告管理规定》。

1. 各科室医师在诊疗过程中，发现肺结核或疑似患者，应请相关科室专家或高年资医师会诊，肺结核确诊及疑似一经诊断，须按照《传染病防治法》的管理规定网上填写《传染病报告卡》，按时限要求（24 小时之内）上报疾病预防控制处。疾病预防控制处登记后进行网上报告。

2. 科室转诊　对确诊或疑似的肺结核患者，医师需网上填写一份《确诊（疑似）肺结核患者三联转诊单》，与《传染病报告卡》一起上传至疾病预防控制处。按照上级行政部门规定，肺结核患者的转诊率要求达到 95% 以上。

3. 疾病预防控制处应建立转诊登记本，接到转诊卡后，应详细登记，及时将转诊卡寄出。需转院的住院患者及时与医务处联系转院事宜。

4. 其他相关科室职责　所有科室门急诊患者就诊必须有实名卡刷卡登记；放射科、检验科要有登记本，发现阳性检查结果要及时通知疾病预防控制处并通知主管医生；住院病房要有登记本；药房应建立抗结核药品发放登记本，抗结核药处方单独放置。

5. 疾病预防控制处应定期到重点科室检查肺结核报告及转诊情况，发现问题及时解决。

五、AFP 病例的监测

1. 监测目的 及时发现输入性脊髓灰质炎野病毒，采取措施防止病毒传播，保持无脊髓灰质炎状态；及时发现脊髓灰质炎疫苗衍生病毒（vaccine-derived poliovirus，VDPV）及其循环，采取措施控制病毒进一步传播；评价免疫工作质量，发现薄弱环节；监测脊髓灰质炎病毒变异情况，为调整疫苗免疫策略提供依据。

2. 监测内容 所有 15 岁以下出现急性弛缓性麻痹症状的病例，和任何年龄临床诊断或怀疑为脊髓灰质炎的病例均作为 AFP 病例。AFP 病例的诊断要点：急性起病、肌张力减弱、肌力下降、腱反射减弱或消失。

3. 主动监测 儿科、神经内科、感染疾病科为重点监测科室，疾病预防控制处与区疾控中心到重点科室、病案室等，查阅门诊日志、出入院记录或病案，并与医务人员交谈，主动搜索 AFP 病例，记录监测结果。如发现漏报的 AFP 病例，按要求开展调查和报告。主动监测每旬一次。AFP 主动监测医院应于次旬 2 日前以报表形式向区疾控中心报告《AFP 监测医院旬报表》。

（张文丽　钟源）

第六节　传染病的院内感染防控工作

医务人员需按照院内感染防控标准预防原则，根据医疗操作可能传播的风险，做好个人防护、手卫生、病室管理、环境消毒和废弃物管理等医院感染预防控制工作，降低医院感染风险。

一、医务人员防护标准

1. 暴露风险分级

（1）低风险：导诊、问诊等间接接触患者操作，普通门诊和病房进行体温检测、非侵入性查体等无创操作。

（2）中风险：进行穿刺、注射等可能直接接触血液、体液、分泌物、排泄物或黏膜／不完整皮肤，但无体液喷溅风险的有创操作，如超声引导下乳腺穿刺、深静脉穿刺等。

（3）高风险：有血液、体液、分泌物等喷溅或可能产生气溶胶的操作或手术等，如咽拭子采集、吸痰、口腔护理、气管插管、无创通气、气管切开、心肺复苏、插管前手动通气和内镜检查等。

2. 防护用品选择

（1）低风险操作：穿戴工作服、医用外科口罩、工作帽，做好手卫生。

（2）中风险操作：穿戴工作服并加穿隔离衣、医用外科口罩／医用防护口罩、工作帽、防护面屏／护目镜、手套，做好手卫生。

（3）高风险操作：穿戴医用防护服（一次性）、隔离衣、医用防护口罩、工作帽、防护面屏／护目镜、双层手套，做好手卫生。操作应当在通风良好的房间内进行，房间中人数限制在患者所需护理和支持的最低数量。

防护用品选择参照卫生行政部门下发疫情防控中医用防护用品使用范围指引相关文件，穿脱防护用品流程参见图专题案例1-7至图专题案例1-10。

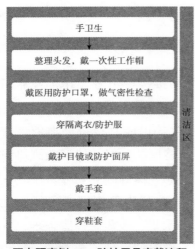

图专题案例 **1-7** 防护用品穿戴流程
（单层防护）

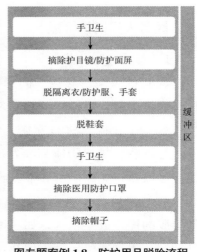

图专题案例 **1-8** 防护用品脱除流程
（单层防护）

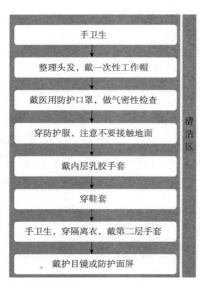

图专题案例 **1-9** 防护用品穿戴流程
（双层防护）

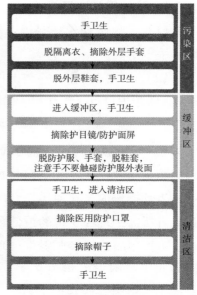

图专题案例 **1-10** 防护用品脱除流
程（双层防护）

3. 不同人员的防护建议

（1）医护人员

1）一般科室医务人员：落实预检分诊制度、从事诊疗活动期间均应穿工作服、戴医用外科口罩，并定期更换，根据情况选择性戴工作帽（一次性），注意手卫生。

2）发热门诊、呼吸内科、急诊科、儿科等医务人员落实预检分诊制度，应穿戴工作服、工作帽（一次性）、医用外科口罩，视暴露风险可加穿防护服 / 隔离衣（一次性），戴医用防护口罩（N95）、防护面屏 / 护目镜，穿鞋套 / 靴套等，注意手卫生。

3）手术人员除急诊手术外，疫情流行期应详细了解手术患者流行病学史，宜监测体温、观察 14 天后再安排择期手术。手术人员防护与日常手术个人防护相同，建议穿防液体渗漏的手术衣（一次性）。急诊手术可根据手术风险加戴医用防护口罩（N95 及以上）、防护面屏 / 护目镜等，注意手卫生。

4）病例（疑似病例、确诊病例）和感染者（轻症病例、无症状感染者）转运 / 陪检人员建议穿戴工作服、工作帽（一次性）、手套、医用防护服（一次性）、医用防护口罩（N95 及以上），根据是否有喷溅性操作，选择是否加戴防护面屏 / 护目镜，穿工作鞋 / 胶靴、鞋套 / 靴套等，注意手卫生。

5）标本采集人员建议穿戴工作服、工作帽（一次性）、医用防护口罩（N95）、医用防护服（一次性）、防护面屏 / 护目镜、双层手套；必要时，可加穿防水围裙 / 防水隔离衣、鞋套 / 靴套，注意手卫生。

（2）实验室工作人员：常规检测工作建议穿戴工作服、工作帽（一次性）、医用外科口罩、手套，注意手卫生。开展疑似样本检测时，在常规检测个人防护的基础上选戴医用防护口罩（N95 及以上）、加穿防水围裙 / 防水隔离衣，注意手卫生。开展病毒核酸检测时，应戴工作帽、医用防护口罩（N95），穿医用防护服（一次性）、隔离衣，戴双层手套、防护面屏 / 护目镜，穿鞋套 / 靴套，注意手卫生。

（3）医辅人员

1）环境清洁消毒人员（涉疫）建议穿戴工作服、工作帽（一次性）、一次性手套和长袖加厚橡胶手套、医用防护服（一次性）、医用防护口罩（N95）、防护面屏 / 护目镜；必要时，加穿防水围裙 / 防水隔离衣、鞋套 / 靴套，注意手卫生。

2）标本运送人员：配送人员建议穿戴工作服、工作帽（一次性）、医用外科口罩，用标本转运箱进行标本运送，注意手卫生。转运车辆司机佩戴医用外科口罩，注意手卫生，做好个人安全防护。

3）尸体处理人员：建议穿戴工作服、工作帽（一次性）、医用防护口罩（N95）、医用防护服（一次性）、隔离衣、手套和长袖加厚橡胶手套、防护面屏 / 护目镜、鞋套 / 靴套等，注意手卫生。

（4）管理人员：疫情期间严控各类会议和大型活动，原则上不召开集中会议，尽量通过电话、短信、微信、视频、网上办公等方式进行任务交办、指导调度、反馈报告等，关注个人身体状况，做好手卫生及个人防护。如需进入诊疗区域，按不同区域风险等级进行个人防护。如集中会议不可避免，应控制参会人数，参会人员戴医用口罩，保持足够座位间距，会场尽量开窗开门通风，控制会议时长。会后注意环境清洁消毒。

4. 不同区域的防护建议

（1）预检分诊岗：落实预检分诊制度，加强指引工作，医务人员穿戴工作帽、医用外科口罩、工作服、隔离衣，做好预检分诊登记。

（2）发热门诊：发热门诊出入口应设速干手消毒剂等手卫生设施，其他区域配备符合要求、数量充足的手卫生设施，诊疗区域加强通风。个人防护用品应符合要求、数量充足。日常诊疗活动穿戴工作服、工作帽、医用外科口罩/医用防护口罩、隔离衣；采集呼吸道标本时，戴医用防护口罩和防护面屏/护目镜；接触血液、体液、分泌物或排泄物时加戴乳胶手套，戴口罩前和摘口罩后应做手卫生。气管插管、支气管检查、气道护理和吸痰等可能发生气溶胶或喷溅操作时，穿戴医用防护口罩、防护面屏/护目镜、乳胶手套、医用防护服；长时间、喷溅可能大的操作（如支气管镜检查）可加穿一次性防渗透隔离衣，佩戴动力送风过滤式呼吸器。医疗机构应当为患者及陪同人员提供医用外科口罩并指导其正确佩戴。进出发热门诊和留观病房时，应正确穿脱防护用品。医务人员应当掌握传染病的流行病学特点与临床特征，按照诊疗规范进行患者筛查，对疑似/确诊患者立即采取隔离措施并及时报告。患者转出后进行终末清洁消毒处理。

（3）急诊与一般临床科室：落实预检分诊制度，合理设置隔离区域，医务人员严格执行标准预防，根据暴露风险选择个人防护装备，实施急诊气管插管等感染性职业暴露风险较高的诊疗措施时，应当按照接诊治疗确诊患者的高风险防护要求采取防护措施。

（4）疑似病例观察区、留观病房、隔离病区及医学观察场所

1）工作人员建议穿戴工作服、工作帽（一次性）、手套、医用防护服（一次性）、医用防护口罩（N95）、防护面屏/护

目镜、工作鞋/胶靴、防水靴套等，注意手卫生。进行高风险操作时可使用动力送风过滤式呼吸器。

2）对疑似/确诊患者应当及时采取隔离措施，疑似患者和确诊患者应当分开安置；疑似患者进行单间隔离，经病原学确诊同类型的患者可以同室安置。

3）重症患者应当收治在重症监护病房或者具备监护和抢救条件的病室。

4）在实施标准预防的基础上，采取接触隔离、飞沫隔离和空气隔离等措施。具体措施包括：

a. 制定医务人员穿脱防护用品的流程，制作流程图和配置穿衣镜。

b. 医务人员进出隔离病房，正确执行手卫生及防护用品的穿脱流程（见图专题案例1-7至图专题案例1-10）。配备熟练感染防控技术的人员督导，防止污染。

c. 用于诊疗疑似/确诊患者的听诊器、体温计、血压计等医疗器具及护理物品应当专人专用。若条件有限，不能保障医疗器具专人专用时，每次使用后应当进行规范的清洁和消毒。

（5）普通病区

1）个人防护装备同一般临床科室，做好手卫生。应当设置应急隔离病室，用于疑似/确诊患者的隔离与救治，建立相关工作制度及流程，备有充足的应对急性呼吸道传染病的消毒和防护用品。

2）病区（房）内发现疑似/确诊患者，启动相关应急预案和工作流程，按规范要求实施及时有效隔离、救治和转诊。

3）发现疑似/确诊患者后在等待转出时宜专人诊疗与护理，限制无关医务人员的出入，原则上不探视或限制探视。严格执行病房日常清洁消毒和终末清洁消毒并记录。

4）等候转诊期间对患者采取有效的隔离和救治措施。按要求及时转诊至定点医院。

5）患者转出后进行终末消毒处理并记录。

（6）手术区域：合理安排手术，加强术前麻醉评估，严格筛查手术前患者体温监测，询问流行病学史，防护要求同日常手术管理，发现疑似患者启动相应应急预案。

（7）医技检查区域：加强通风、加强患者检查当日的发热情况筛查及流行病学史询问，避免人员聚集，仅安排检查必要陪护人员，防护装备同一般临床科室。接诊疑似/确诊病例的工作人员同疑似病例观察区域人员防护要求，做好手卫生。

（8）医疗公共区域：加强通风，增加清洁消毒频次并记录，进入公共区域开展体温筛查，建议佩戴医用外科口罩，做好手卫生。

（9）办公区域：加强通风，避免人员聚集，增加清洁消毒频次并记录，进入公共区域开展体温筛查和健康监测。可选择佩戴医用口罩，做好手卫生。

5. 防护物资请领流程

（1）基本原则：首要确保高风险一线科室，如感染疾病科、急诊科、儿科、呼吸内科、危重医学科的医用防护物资供应。

医务人员个人防护物资发放标准，根据医疗操作可能的传播风险进行制定，按照不同岗位、在岗人数进行个人防护物资的发放和使用，物资请领、发放使用要求做好详细登记。

物资发放和使用实行科主任负责制，原则上按属地化管理。门诊出诊医师及门诊部工作人员防护安排、物资请领及发放由门诊部负责，急诊放射科、超声诊断科、检验科、药剂科、各科出诊医师防护物品由急诊属地化管理统一领取及发放，特殊岗位如相对固定的外包服务人员等可由相应主管部门负责。

（2）请领流程：根据不同情况分为 4 类（图专题案例 1-11）。第一类为常规请领，根据疫情严重程度确定每周固定一日或几日请领，每次领取相应量，请领时提交防护用品计划量表（包含岗位名称、每日班次、每班次人数、24 小时在岗人数和按岗统计的各用品每日用量）和物资请领表（包含上周期起始库存、发放数量、日均消耗量、现库存及下周期请领数量）。第二类为临时增领，特殊时期原则上不允许临时增领，如确因病房或门诊患者人数增加导致在岗人员增多，现有库存无法满足时启动临时增领。与常规请领相比，审核更严格。第三类和第四类为针对急诊或病房区域发现发热患者时的紧急请领流程，经院内专家组会诊确认为疑似患者，可由医务处或总值班完成相应审核环节并直接通知相关部门先行备发物资，后续补齐签字手续，保障应急状态下的物资迅速配备。

二、手卫生

手卫生是防控新冠肺炎的重要措施，在手卫生的 5 个时刻应按照七字要诀进行手卫生。禁止用不清洁的手接触口罩、护目镜等防护用品和不完整的皮肤 / 黏膜。手部无可见污染时宜使用快速手消毒剂进行卫生手消毒，有肉眼可见污染物时应使用洗手液，在流动水下洗手。

三、患者安置

1．做好预检分诊，指导发热 / 有呼吸道症状的患者正确佩戴外科口罩至发热门诊就诊，做好宣教，就诊过程中注意呼

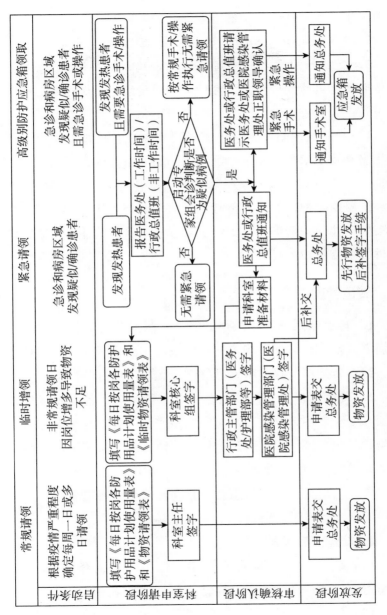

图专题案例 1-11 传染病疫情防控期间的医用防护物资请领流程

吸道卫生、咳嗽礼仪和手部卫生。

2．按预案要求进行分区诊疗，患者间距宜大于 1 米。

3．疑似新冠病毒感染者宜单间隔离，等待流调及转运。等待期间尽可能安排专人诊疗护理，尽量使用一次性用品或专用设备。

4．严格探视制度，禁止家属到病房进行探视。如因病情变化需要及手术相关要求，医院通知家属来院的，须填写准入证，医务人员做好患者家属的宣教，指导其手卫生、戴口罩。若病情需要陪护，家属需持有流行病学调查表和传染病筛查阴性结果，并固定陪护人员，最多允许一人陪护，并对陪护人员进行健康监测。

四、转运管理

1．**转运原则**　除非医疗必需，尽量避免患者移动或运送至病室或治疗区域外，确需转运的应使用路途最短、人流最少的路线，转运前与接收科室做好沟通，提前做好防控措施。

2．**转运车辆要求**　转运救护车车辆车载医疗设备（包括担架）专车专用，驾驶室与车厢严格密封隔离，车内设专门的污染物品放置区域，配备防护用品、消毒液、快速手消毒剂。

3．**转运流程**　转运人员穿、戴防护用品→患者戴医用外科口罩（病情允许）→将患者安置在转运车→将患者转运至接收科室→车辆及设备消毒。

4．**转运前后医务人员防护**

（1）转运前，医务人员需穿工作服，戴手套、工作帽、医用防护口罩，穿防护服、鞋套；必要时加穿隔离衣。

（2）医务人员转运新型冠状病毒感染患者或疑似患者后，须及时更换全套防护用品，进行手卫生，下班前沐浴更衣。

（3）转运结束后，运送工具如担架、平车等物体表面采用 1 000 mg/L 含氯消毒剂擦拭消毒。转运车参照终末消毒流程，使用过氧化氢或 1 000 mg/L 含氯消毒剂进行全面喷雾（30 分钟），然后常规擦拭清洁消毒（30 分钟），再喷雾（30 分钟），最后通风。污染物品处理等需严格按照环境管理和废弃物管理规定执行。

五、环境管理

传染病疫情防控期间，应合理使用消毒剂，医疗机构内部遵循"五加强、六不宜"原则，真正做到切断传播途径，控制院内感染发生。"五加强"指隔离病区、疑似 / 确诊患者诊疗区域进行随时消毒和终末消毒，医院内人员密集区域、重点科室（感染疾病科、急诊科、呼吸内科、儿科、血液透析室等）的环境物体表面增加消毒频次，高频接触的门把手、电梯按钮等加强清洁消毒，垃圾、粪便和污水进行收集和无害化处理，做好个人手卫生。"六不宜"指不宜对室外环境开展大规模的消毒，不宜对外环境进行空气消毒，不宜直接使用消毒剂（粉）对人员进行消毒，不得在有人条件下对空气（空间）使用化学消毒剂消毒，不宜用戊二醛对环境进行擦拭和喷雾消毒，不宜使用高浓度的含氯消毒剂（有效氯浓度大于 1 000 mg/L）做预防性消毒。

1. 日常清洁消毒　急诊、感染疾病科、儿科增加环境清洁消毒频次，每日 4 次以上，并加强通风；人流量大时，增加消毒频次，保持空气消毒机持续开放。

2. 随时消毒　在可疑传染源存在时，对可能污染的环境和物品及时进行消毒。在日常消毒的基础上，适当增加通风及空气消毒频次。有人条件下，不建议喷洒消毒。患者隔离的场所可采取排风（包括自然通风和机械排风）措施，保持室内空气流通。每日通风 2～3 次，每次不少于 30 分钟。也可采用循环风空气消毒机进行空气消毒。无人条件下还可用紫外线对空气进行消毒，用紫外线消毒时，可适当延长照射时间到 1 小时以上。医护人员和陪护人员在诊疗、护理工作结束后应洗手并消毒。

3．终末消毒　有疑似或确诊传染病患者留观的病室等，患者转出后使用过氧化氢或 1 000 mg/L 含氯消毒剂进行全面喷雾（30 分钟），后常规擦拭清洁消毒（30 分钟），最后通风（联系区域保洁主管）。喷雾消毒时应关闭门窗。转运车进行终末消毒。

4．放射科

（1）患者检查结束后，检查床及周围表面使用消毒剂喷雾或擦拭消毒（3% 过氧化氢、1 000 mg/L 含氯消毒剂、卡瓦布等），使用同样方法对控制台进行常规物体表面（物表）消毒。

（2）有疑似传染病患者检查结束后，采取以下方式终末消毒：过氧化氢或 1 000 mg/L 含氯消毒剂进行全面喷雾（30 分钟），之后常规擦拭清洁消毒（30 分钟），最后通风（联系区域保洁主管）。喷雾消毒时应关闭门窗。

（3）涉及大型医疗器械的清洁和消毒，参考各类设备厂家对疫情期间医疗设备的清洁和消毒方案制定。

（4）放射科在全体人员离开后，紫外线灯消毒 30 分钟以上，开放大门 10 分钟后方可进行后续检查。转运车进行终末消毒。

5．门诊诊室

（1）普通诊室：医师出诊结束后开窗户通风 30 分钟，使用 500 mg/L 含氯消毒液擦拭诊室物品、桌面，使用 1 000 mg/L 含氯消毒液擦拭地面。

（2）呼吸内科诊室：医师出诊结束后开窗户通风 30 分钟，使用 1 000 mg/L 含氯消毒液擦拭诊室桌面、地面及诊室物品。

（3）疑似患者就诊诊室：紫外线消毒 60 分钟后，开窗通风 30 分钟并使用 1 000 mg/L 含氯消毒液擦拭诊室桌面、地面及诊室物品。

（4）诊室消毒时间：上午及下午医师出诊结束后进行消毒。

6．公共区域

（1）公共区域地面等环境物表每日增加清洁消毒频次，使用 500 mg/L 含氯消毒液消毒 2 次，作用 30 分钟后，再用清水擦拭。

（2）水龙头、门把手和电梯按键等使用 500 mg/L 含氯消毒液或 75% 乙醇擦拭，4 次 / 天。

（3）电梯间使用 500 mg/L 含氯消毒液擦拭，4 次 / 天。

（4）公共区域的卫生间物表环境消毒使用 1 000 mg/L 含氯消毒液擦拭 / 喷雾消毒，4 次 / 天。

（5）拖把、抹布等清扫用具分区使用，清洗消毒备用。

7．污染物（患者血液、分泌物、呕吐物和排泄物）

（1）少量污染物可用一次性吸水材料（如纱布、抹布等）蘸取 5 000 ~ 10 000 mg/L 含氯消毒液（或能达到高水平消毒的消毒湿巾 / 干巾）小心移除。

（2）大量污染物应使用一次性吸水材料完全覆盖后移除，移除过程中避免接触污染物，清理的污染物按医疗废物集中处置。移除后的环境使用 5 000 ~ 10 000 mg/L 含氯消毒液浇在吸水材料上，作用 30 分钟以上（或能达到高水平消毒的消毒干巾），使用清水擦拭。

（3）患者的分泌物、呕吐物等应有专门容器收集，使用
20 000 mg/L 含氯消毒液，按物、药比例 1：2 浸泡消毒 2 小时。
清除污染物后，应对污染的环境物体表面进行消毒。盛放污染
物的容器可用 5 000 mg/L 含氯消毒液浸泡消毒 30 分钟，然后
清洗干净。

8．地面、墙壁　有肉眼可见污染物时，应先完全清除污染
物再消毒。无肉眼可见污染物时，可用 1 000 mg/L 含氯消毒液
或喷洒消毒。地面消毒先由外向内喷洒一次，喷药量为 100 ～
300 ml/m²，待室内消毒完毕后，再由内向外重复喷洒一次。
消毒作用时间应不少于 30 分钟。

9．物体表面　诊疗设施设备表面以及床围栏、床头柜、
家具、门把手、家居用品等有肉眼可见污染物时，应先完全清
除污染物再消毒。无肉眼可见污染物时，用 1 000 mg/L 含氯
消毒液进行喷洒、擦拭或浸泡消毒，作用 30 分钟后使用清水
擦拭干净。

10．污染的医用织物　污染织物使用专有洗涤流程：设置
专用区域及专用洗衣设备同时设专人管理，污染织物预处理先
使用 1 000 mg/L 含氯消毒液进行浸泡 30 分钟，洗涤温度提高
到 80 ～ 90℃。

11．粪便和污水　患者的分泌物、排泄物直接进入医院污
水处理系统。定期监测，消毒后污水应符合《医疗机构水污染
物排放标准》。

12．食堂

（1）食堂加强环境及物体表面的清洁及消毒，每日早、
中、晚、餐后用 500 mg/L 含氯消毒液擦拭，停留 30 分钟后，
用清水擦拭，加强通风换气。

（2）做好加工设备的清洗消毒管理，设备间紫外线照射 2 次 / 天，一次 1 小时。

13. 新风回风口过滤网　使用含氯消毒液进行消毒，并达到所需作用时间，金属部件优先选择季铵盐类消毒剂。

14. 纸质病历　环氧乙烷灭菌。

15. 能耐受高水平消毒剂的医疗设备　可采用擦拭及喷雾法消毒。

16. 首选有自然通风条件的房间办公、活动，尽可能打开窗户通风换气。

六、废弃物管理

1.“涉疫医疗废弃物”定义　感染疾病科、儿科感染诊区以及所有涉及筛查、诊治疑似和确诊传染病患者产生的废弃物均按医疗废弃物处理。

2. 管理规定

（1）各区域对“涉疫医疗废弃物”要做到专人管理、及时收集、做好记录、分类存放、专车运输、定点处置。

（2）使用双层医疗废物包装袋包装，满 3/4 后喷洒 1 000 mg/L 含氯消毒液（垃圾袋内外均需喷洒），进行密封包装，装入一次性耐压硬质纸箱内并密封，密封后禁止打开，纸箱表面用红色记号笔标注，如“新冠医废”，放于指定的医疗废弃物临时收集点，与医院指定的专职收集人员签字交接，转运至医疗废弃物暂存处。医疗废弃物收走后，临时存放地再次使用 1 000 mg/L 含氯消毒液消毒处理。

（3）明确告知收运单位该批次医疗废弃物为“涉疫医疗废弃物”。

（4）不与其他医疗废弃物混装。

（5）加强对医疗废弃物和相关设施的消毒以及操作人员的个人防护和日常体温监测工作。

七、患者尸体的处理流程

疑似或确诊传染病患者死亡的，要尽量减少尸体移动和搬运，应由经培训的工作人员在严密防护下及时进行处理。用 3 000～5 000 mg/L 的含氯消毒液或 0.5% 过氧乙酸棉球或纱布填塞患者口、鼻、耳、肛门等所有开放通道；用浸有消毒液的双层布单包裹尸体，装入双层尸体袋中，由专用车辆直接送至指定地点火化。患者住院期间的个人物品经消毒后方可随患者或家属带回家。

八、职业暴露应急处理

皮肤被污染物污染时，应立即清除污染物，首选流动水和皂液洗手，再用安尔碘、碘酒、乙醇（酒精）等皮肤消毒剂擦拭消毒；黏膜应用大量生理盐水冲洗或 0.05% 聚维酮碘（碘伏）冲洗消毒。应急处理后立刻报告医院感染管理处，接受干预和随访。

（张会芝　吴昕霞）

第七节　传染病知识培训

一、常规培训

传染病常规培训工作常抓不懈，做到全员培训，培训包括传染病防治的法律、法规以及传染病流行动态、诊断、治疗、预防、职业暴露的预防和处理等内容，同时加强门急诊、感染疾病科、儿科、呼吸内科、危重医学科、皮肤科、消化科等重点科室对传染病的早期识别及处置能力（包括《传染病防治法》规定的 40 种传染病、克 - 雅病、人嗜粒细胞无形体病等，以及埃博拉出血热、西尼罗热等我国尚未报道但可能输入的传染病）。强调每个患者都要询问流行病学史。定期进行医护人员传染病防护及消毒隔离知识的培训。

二、应急培训

根据卫生行政部门文件要求及传染病流行情况进行相应疾病的应急培训。

三、考核

传染病培训可采取全员培训、网络培训等多种形式进行，培训后进行试卷或网上答题等形式进行考核，检验培训效果。

四、演练

1. **科室层面**　结合科室诊疗工作特点，制定相应流程、预案，定期组织科室人员进行应急演练。

2. **院级层面**　针对突发公共卫生事件、重大传染病防控要求，制定相关应急预案，组织多部门联合演练。

（张会芝　吴昕霞）

第八节 传染病常态化防控

在加强医院传染病疫情防控的同时，要保障医疗保健工作安全有序复工复产，维持正常医疗秩序，满足群众就医需求。

一、明确科室防控管理架构，落实岗位责任

1. 各科室进一步明确疫情防控期间复工复产管理架构和责任，实行科主任整体负责制，收治医师承担直接责任；明确组织管理职能，包括门急诊评估、入院患者评估、手术患者评估、应急管理、防护物资和后勤保障、信息沟通上报、宣传和医患交流及告知、患者随访、科室培训和督导等。

2. 在科学防控的基础上，尽力维持合理医疗服务秩序和医疗需求，不允许采取停诊的方式拒绝提供患者的基本就医需求，不得以各种不正当理由推脱正常医疗工作安排。

3. 关于疫情防控期间职工请假外出及休假管理工作的规定遵照上级部门规定安排。

二、做好精细管理，强化落实预约制和分层分类诊疗

1. 落实疫情防控举措，保障医疗服务基本需求。根据科室特色，评估科室医疗需求，合理分配和调整可用医疗资源，分层、分类收治住院患者，切实保障不同患者的医疗需求，尽力提升服务效率和资源利用率。

2. 紧密结合疫情发展情况，疫情防控坚持不懈，同时保障必需的急诊服务；重点保障肿瘤、肾功能衰竭和其他需要维持定期治疗或诊疗具有时限性患者的医疗需求；保障孕产妇、老年人和儿童等重点人群的医疗服务。

3．各科室根据专业特点、患者病情和时程等，分阶段、分类收治患者，优先急诊，保障限期，限定择期类别，实现有序复工复产。根据工作量动态调整管理住院患者及调配床位，预测收治患者数及规划手术量。根据病情的轻重缓急和患者的全身状况综合评估，各科室制定收治患者方案、手术患者方案并严格执行，核心组切实监控并督导患者的收治和排查情况。尤其对于急危重症，需要按照规定和相关诊疗规范，及时有效收治。

4．科室核心组明确收治病种，报医务处备案。各科室上报因疫情传播途径等特殊情况暂时不提供或者有限定条件提供服务的检查检验和治疗项目详单，经医院相关部门审核确定并予以公布。

5．科室工作安排需要劳逸结合，科室人员避免过劳和带病坚持工作，科室整体把控临床工作情况，必要时及时调整。注意科室人员的体温和呼吸道症状监测，如有相关问题需要及时上报并进行早期治疗，如有隐瞒不报、漏报等情况，将根据国家法规和医院相关管理规定严肃处理。

三、科室进一步严格应急管理，落实到岗，明确责任

1．高度重视疫情防控相关规章制度、标准指南的落地，强化贯彻落实。优化科室应急管理预案，根据医院整体的门急诊和病房管理规定，因地制宜明确具体流程、路线、各个岗位负责人及其联系方式，落实属地化管理，需要明确责任，到岗到人。

2．动态预留过渡病房。一个科室多个病房的，可集中一处设置过渡病房；一层病房由两个及以上科室共用的，统一设置过渡病房。精简物品，勤通风；明确应急病例处理时的物品

保障情况，定期清点和复核；督导工作人员的防护和手卫生，做好病区物品、设备的定期、定时消毒和清洁，做好医疗废弃物处理等工作。

3．对于出现疑似病例（包括患者和所属区域员工）的处理，要求第一时间按照规定、流程上报和处理，理清时间轴、可能接触人群及人员防护情况。

4．加强宣传和引导，引导患者合理选择就医。科室通过个人宣教、纸质宣传材料、网络和公众号等多种手段，做好宣教和交流，取得患方的理解，依照通知或预约时间来我院就诊或入院治疗。减少现场宣教等可能导致人员聚集的活动，尽可能通过网络等形式教育培训，关口前移。

5．按照相关规定，对于防控各项规定和新的规范要求，定期组织全科室参与相关培训并要求全员考核通过。

6．科室明确专门的督查人员，充分发挥感染监督员等人员的作用，查缺补漏，完善疫情防控，在此基础上积极开展医疗服务。

四、工作人员管理

1．科室人员根据所从事的医疗活动，按照医院相关标准实施相应防护。

2．遵守医院相关规章制度，做好科室人员每日体温和呼吸道症状监测和报备，及时发现工作人员体温异常情况并尽早上报和按规定管理，确定排除感染后方可参与工作。

3．避免科室人员不必要的聚集，错峰就餐，保持适当距离（一米线），减少交叉感染可能。不同专业组上下午错峰查房，建议利用多种方式来开展疑难病例的讨论和术前病例讨论，通过多种方式避免人员过度聚集。

4．病房所有医辅人员，按照现行规定安排工作，严格按照防疫规定进行病区的消毒和清洁；每日监测医辅人员健康状况。

5．外地人员按规定满足进京隔离期并监测排除感染可能后方可进入病房工作。

6．疫情特殊时期，为避免交叉感染风险、人员过度聚集，各种带教工作等适当延缓，或者采取其他合适方式开展带教工作。

7．门诊、急诊、病房、手术室等医疗工作区域，严格禁止外来医药代表、器械代表等第三方人员进入，如需要请履行正常申报程序。

8．本院职工出现发热或怀疑传染病感染就诊，参照普通患者就诊流程，严格执行预检分诊标准，待发热门诊排除传染病后持筛查证明材料，才可进入门诊或其他诊疗区域。

（徐懋　吴昕霞　周庆涛）

第九节　传染病管理的法律责任

根据《中华人民共和国传染病防治法》等相关法律法规，医院相关管理部门汇总整理传染病管理法律责任条款，要求严格遵照执行。有下列情形之一的，由人民政府卫生行政部门责令改正，通报批评，给予警告；造成传染病传播、流行或者其他严重后果的，对负有责任的主管人员和其他直接责任人员，依法给予降级、撤职、开除的处分，并可以依法吊销有关责任人员的执业证书；构成犯罪的，依法追究刑事责任。

1．未按规定承担本单位的传染病预防、控制工作，医院感染控制任务和责任区域内的传染病预防工作的。

2．未按照规定报告传染病疫情，或者隐瞒、谎报、缓报传染病疫情的；发现传染病疫情时，未按照规定对传染病患者、疑似传染病患者提供医疗救护、现场救援、接诊、转诊的，或者拒绝接受转诊的。

3．未按照规定对本单位内被传染病病原体污染的场所、物品以及医疗废弃物实施消毒或者无害化处置的。

4．未按照规定对医疗器械进行消毒，或者对按照规定一次性使用的医疗器具未予销毁，再次使用的。

5．在医疗救治过程中未按照规定保管医学记录资料的。

6．故意泄露传染病患者、病原携带者、疑似传染病患者、密切接触者涉及个人隐私的有关信息、资料的。

7．医疗机构和从事病原微生物实验的单位，不符合国家规定的条件和技术标准，对传染病病原体样本未按照规定进行严格管理，造成实验室感染和病原微生物扩散的。

8．违反国家有关规定，采集、保藏、携带、运输和使用传染病菌种、毒种和传染病检测样本的。

9．医疗机构未执行国家有关规定，导致因输入血液、使用血液制品引起经血液传播疾病发生的。

（胥雪冬　吴昕霞　刘温文）

医院药学部门疫情应急响应与资源配置模式

第一节　背景及意义

新发重大传染病已成为当前全球重要的公共卫生问题。药学部门作为医疗机构的核心技术平台，承担着药品保障和药学技术服务的重要任务，非常有必要完善应急药事管理体系，建立针对疫情防控的有效应急响应机制与资源配置模式。

一、新发重大传染病已成为当前全球重要的公共卫生问题

20世纪以来，SARS、甲型H1N1流感以及新冠肺炎等新发重大传染病（emerging infectious diseases，EID），因其不确定性和难以预测性而使人们无法及时做出决策、采取针对性的预防和控制措施，对人类的健康及生命造成严重危害。如何有效地应对、科学地决策及合理地配置资源已成为全球亟待解决的公共卫生问题。

二、药学部门在新发重大传染病事件中承担重要职责

作为临床治疗团队的重要成员，疫情暴发期间，医院药学部门需要在应急药品供应保障、参与临床治疗、提供药学监护

与患者管理、药品调配及促进院内感染防控等方面发挥重要作用。因此，提高医院药学部门对新发重大传染病的应急响应能力，是整体医疗救治工作有效开展的重要保证。

三、疫情应对中药学工作存在的管理决策问题与风险

疫情暴发期间，药事管理与药学服务面临严峻考验和挑战，应急药事管理水平与药学服务能力仍有待加强，特别是在顶层设计与科学决策、应急药事管理与决策、药学相关资源配置等方面存在较大欠缺，医院药学疫情应对决策机制与资源配置模式有待建立，并在实践中进一步优化和完善。

因此，针对药学部门及药学人员在疫情期间暴露的欠缺与不足，建立一套有效的、多维度的新发重大传染病医院药学应急响应机制与资源配置模式，有利于进一步提高我国医院药学对新发重大传染病的应对与决策能力，为医院面对疫情时的整体工作提供重要保障和有力支撑。

（赵荣生　杨丽）

第二节　基于质量管理"5M1E"分析法优化医院药学部门应急资源配置模式

面对新发重大传染病疫情，作为医疗机构药学部门，在做好日常药品供应和药学服务的基础上，如何应对突发且迅速发展的疫情，迅速启动并有条不紊地做好科学有效的防控药品和物资应急保障与应急药事管理工作尤为重要。为此，北京大学第三医院药剂科研究团队牵头制定，中国药学会官方发布了《新型冠状病毒感染：医院药学工作指导与防控策略专

家共识》[170]。积极将循证药学研究成果应用于医院药学疫情
防控与应急管理中，对疫情防控应急响应机制中药品、物资供
应与应急管理防控策略提出相关建议，以期为医院药学部门开
展疫情防控工作提供参考。

一、疫情防控的特点

新发传染病发病迅速，传染力强，病死率高，而且很多新
发传染病的病因和传播途径具有不确定性，不易采取特异性预
防措施，往往对人类健康和社会经济发展造成极大危害，已成
为世界性的重大公共卫生问题。医疗机构是传染病诊疗和防
控的前沿阵地，特别需要早期预警、早期诊断和治疗。例如
SARS-CoV-2 的主要传播途径为呼吸道飞沫传播和密切接触
传播；在相对封闭的环境中长时间暴露于高浓度气溶胶的情况
下，也存在经气溶胶传播的可能；人群普遍易感。一项回顾性
研究对武汉大学中南医院 138 例 COVID-19 患者的流行病学
特征、临床特征及治疗情况进行了分析。结果显示，该病的院
内传染率高达 41%，值得临床警惕[171]。根据 SARS-CoV-2 传
播途径和防控需求，可针对性地准备消毒药品、个人防护用品
和装备，并对工作环境和设施进行规范的清洁和消毒。

同时，随着人们对疾病认识的逐步深入以及诊疗经验的不
断积累，根据国家卫健委发布的最新版《新型冠状病毒肺炎
诊疗方案》实时更新治疗方案，以满足抗疫治疗需求。针对
SARS-CoV-2 为冠状病毒科 β 属冠状病毒，可参考《突发公共
卫生事件应急条例》[93] 进行管理，加强疫情防控工作，做好
个人防护与日常消毒隔离；还应根据实际需求增加新的应急药
品和物资应急保障。

二、应用 5M1E 法分析医院药学部门应急资源配置的影响因素

应急事件中的药品和物资储备是一个系统工程，需要采用科学、全面、系统的管理方法和应急机制。其中，药品主要是指疫情防控所需的应急药品，物资通常是指由医院药学部门负责的疫情防控所需的相关设备、设施、个人防护用品、消毒药品及相关消毒用耗材。为满足疫情防控的需要，药学部门实施的应急管理主要涉及应急药品供应、物资充足保障、用药安全监测及疫情应急处置等内容，药剂科研究团队应用"5M1E"分析法分别对可影响药品、物资储备与应急管理质量和效果的以下 6 个方面进行分析，包括人员（Man）、设备（Machine）、材料（Material）、方法（Method）、环境（Environment）、监测（Measurement），简称"人、机、料、法、环、测"（即"5M1E"），可用于医院药品管理[172]，如图专题案例 2-1 所示。

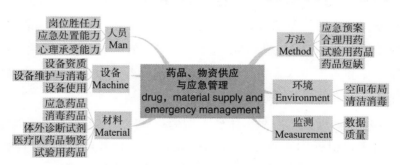

图专题案例 2-1　应用"5M1E"分析法分析医院药学部门应急资源配置的影响因素

1. 人员　疫情防控工作中，药学人员，包括医疗机构药学部门的药学技术人员和药品、物资管理人员，立足本职，不仅需要保证药品供应，还应根据本次疫情防控要求，承担部分消毒产品、体外诊断试剂、防护物资供应的任务，确保非常时

期临床用药与相关物资供应充足。因此，在疫情防控期间，医院药学管理人员应对突发事件的岗位胜任能力、应急处置能力、心理承受能力将直接影响疫情防控的进展甚至医疗用药的安全。影响医疗机构药学部门工作人员应急管理能力的因素主要包括应急药品和物资相关专业知识的掌握程度、应急操作技术的熟练程度、个人卫生防护及消毒操作的熟练程度以及与其他部门和人员沟通协调能力、职业素养等。

2. 设备 在本次疫情防控中，药品和物资的管理与储备可能涉及相关设备、设施的管理，如药品储存设备（包括冷藏设备、转运设备等）如何进行清洗消毒，以及清洁消毒设备（包括医用级紫外消毒灯、空气消毒机、体温检测仪等）如何合理使用与维护等。随着新技术的开发与应用，可能还会涉及相关智能设备（如自动发药设备、配液机器人、送药机器人等）。因此，相关设备的仪器性能、维护保养、清洁消毒等可能会影响到药品和物资供应的效率和管理质量，是管理体系中需要考量的重要内容。

3. 材料 本次疫情防控涉及的材料主要是指应急药品（包括相关的医院制剂）和物资，同时还应考虑应急救援医疗队队员的防护需求。①应急药品：应综合考虑本次疫情防控特点、COVID-19相关临床诊疗方案、药物治疗指南等要求。②消毒产品：种类繁多、剂型多样，应考虑SARS-CoV-2理化特性、消毒对象特点和疫情防控需要，选择不同种类、不同剂型的消毒药品，以满足临床的不同需求。③体外诊断试剂：作为此次疾病诊断的重要检测手段之一，除了应考虑已批准的SARS-CoV-2病毒核酸检测试剂盒的使用与储备以外，还应考虑流感病毒检测试剂盒，以便更科学、更准确地为确诊和疑似病例的辨别和治疗提供依据。④应急医疗队药品物资：可考虑应急医疗队支援抗疫的需求、SARS-CoV-2 的感染暴露风险等因素，准备相应的药品与防护用品，并同时保证供应的及时和充足。⑤试验用药品：根据疫情防控需求，积极开展临床研究，药学人员应规范管理试验用药品，关注未注册新药、已上市药品以及药品的超说明书使用等。上述所有应急药品和物资需保证质量合格，依据相关标准操作规程进行库存管理，应用信息化系统管理保证账物相符，同时接受相关部门的审计与监督。

4. 方法　疫情防控工作中，所有药品/物资储备和应急管理均应遵循当地相关的法律、法规要求，可根据当地医保相关政策或规定随时调整，并按照当地医疗机构制定的应急预案与标准操作流程实施。鉴于目前尚无明确的有效治疗方法，在治疗过程中，药师应严格遵守《中华人民共和国药品管理法》（简称《药品管理法》），关注联合用药以及药物的用法用量、不良反应（ADR），保证用药合理。因疫情防控需要，在某些特殊情况下，可考虑使用临床试验用药品，但必须符合《药物临床试验质量管理规范》（GCP）、医学伦理学原则以及同情用药原则等相关规定。在管理方法上，需根据 COVID-19 疫情防控需要、抗病毒药物和消毒产品等防护物资的储备情况进行及时调整，以保证药品和物资的充足供应与应急管理。

5. 环境　应根据各类应急药品和物资的理化特性，选择适宜的贮存环境和设施（如贮存环境的布局、空间大小、温/湿度以及酒精防爆、清洁消毒等要求）；此外，捐赠药品和物资需单独管理，不能与应急药品和物资混放。

6. 监测　定期、规范的监测是保证以上各方面有效实施的必要因素。例如 COVID-19 诊疗方案、治疗规范在不断更新，若有新增抗病毒药物则可导致应急药品和物资目录的变更，药品和物资的库存量与使用量可直接影响供应效率，市场动态、疫情发展与使用反馈可导致供需矛盾，抗病毒药物的 ADR 和质量问题以及捐赠药品的合规使用则可影响临床用药的有效性和安全性。

三、基于质量管理"5M1E"分析法优化医院药学部门应急资源配置模式

基于医药储备体系中上述 6 个主要因素的分析，药剂科研究团队采用质量管理"5M1E"分析法分别对各项核心影响因素进行文献检索、配置优化、专家论证，并根据实际情况有针对性地制定了应急资源配置模式与防控策略，以保证防控应急储备充足与规范化管理，详见表专题案例 2-1。

表专题案例 2-1　基于"5M1E"分析法的管理与疫情防控

因素	管理内容	疫情防控要求	疫情防控策略
人员	岗位胜任能力	专业知识（特别是抗病毒药的相关知识和个人防护等）	药学理论知识培训、个人防护操作培训
	应急处置能力	多方协调沟通，随机应变	沟通技巧培训
	心理承受能力	感染风险与心理压力	心理干预、人文关怀
设备	设备资质	新增设备用于温度监测等	温度检测仪、空气净化器、消毒设备等需符合资质要求
	设备维护与消毒	关注设备清洁与消毒	防止隔离区域与普通区域的交叉污染
	设备使用	降低人员感染风险	使用自动化设备等
材料	应急药品	目录制定合理，药品供应及时	及时跟进诊疗方案并更新调整目录，及时根据临床疫情防控需求调整库存
	消毒产品	根据病毒特点选用	保证足量库存，积极寻找货源

（续表）

因素	管理内容	疫情防控要求	疫情防控策略
材料	体外诊断试剂	根据核酸检测需求购置	使用公示合格的产品，保证供应
	应急医疗队药品物资	根据防控支援需求提供	及时采购质量可靠的药品和物资，及时送达
	试验用药品	根据 GCP 要求参与管理	积极参与，合规管理
方法	应急预案	制定应急预案	关注抗病毒药物和消毒产品的存储和使用
	合理用药	根据《药品管理法》用药	关注超说明书用药的有效性和安全性
	试验用药品管理	临床研究实施	同情用药
	药品短缺	抗病毒药品需求随时变化	及时寻找货源，选择替代药品
环境	空间布局	预留足够空间	应急药品与捐赠药品分开，账物相符
	清洁消毒	手消毒液用量大，保障供应	医院制剂室配制手消毒液
监测	数据	每日上报使用和库存数据	数据预警分析，调整库存量（如 1～3 个月）
	质量	关注药品质量和使用质量	关注抗病毒药品使用，避免用药差错，及时上报抗病毒药品 ADR

1. 加强人员管理

（1）加强专业知识培训，提升岗位胜任能力：根据疫情防控的需要，药师应熟练掌握应急药品使用、供应与个人防护操作，特别应注意加强抗病毒药物的专业药理知识培训和应急操作知识培训，以及针对此次疫情防控需要掌握的手卫生与个人防护等。

（2）加强沟通技巧培训，提升沟通应急处置能力：在防控过程中，疫情每天都在发生变化，感染防控管理的要求也随之变化，同时亦涉及多科室联动和隔离区域的属地化特殊管理，因此需要加强人员沟通技能培训，以提高管理效率、降低沟通成本。

（3）加强人文关怀，提升心理承受能力：在疫情防控过程中，一线医务人员工作时间长、感染暴露风险高，因此承受的心理压力较大。针对这一情况，临床需要加强对人员感染风险的监控，并参照国家卫生健康委员会下发的《新型冠状病毒感染的肺炎疫情紧急心理危机干预指导原则》提供干预支持。

2．加强设备管理

（1）设备资质管理：根据疫情防控需求，药学部门应及时与相关部门（如医疗机构集中采购中心、医学工程处、信息中心等）协调，添置相关医疗设备，如消毒设备、温度检测仪、空气净化器等。指定专人对所用设备的资质注册证、合格证明文件、校准报告等进行管理，以保证上述设备符合医疗器械管理的相关规定。

（2）设备维护与科学消毒：工作人员应注重设备的日常维护与清洁消毒，应密切关注药品转运设备的管理，做到及时消毒和终末消毒，尤其应防止隔离区域与普通区域的交叉污染，真正做到切断传播途径，控制传染病流行，确保消毒效果，做好消毒质量控制。所用消毒产品要合法有效，并严格遵循产品说明书使用。要根据消毒对象的特点，选择可靠的消毒方法及消毒剂量，采取必要的检测手段，确保消毒效果；同时也要防止过度消毒。

（3）充分利用智能设备：为满足疫情防控的需要，更多医疗机构应使用全自动发药设备／自动化药房进行药品调配，以提高调剂速度、减少排队现象，并降低药师被感染风险；对于疫情防控指定的抗感染专科医院或疫情防控定点医院，药学部门应充分使用智能传送设备，以减少人际感染传播机会，利于药品的及时传送并减少防护用品的消耗。24小时无人药房设备的使用，可实现与 HIS 系统对接、触屏便捷操作、处方扫码取药、远程实时监控、温／湿度可控、药品用法用量说明打印等功能，实现了全程无接触发药，避免药师与患者间的直接接触，减少患者取药过程中的交叉感染，还可以有效节约医疗防护物资，对疫情的防控工作起到重要意义。此外，随着科技的发展，越来越多的医院应用"人体识别＋人像识别＋红外／可见光双传感"等创新解决方案，辅助识别人流中的高体温人员以快速筛查体温异常者。

3. 科学制定应急目录并规范管理

（1）按循证方法制定应急目录：依据疾病特点、诊疗方案等，参考 SARS 时期的应急药品目录，由医疗机构药事管理与药物治疗学委员会授权药学部门，从药学专业角度科学制定本次 COVID-19 疫情防控的药品目录。除纳入突发公共卫生事件所需的抢救药品外，还应根据本次疫情防控的需要，参考诊疗方案和药物循证证据，对目录进行完善。药品目录应包括但不仅限于以下类别：抗病毒药物、抗菌药物、解热镇痛药、糖皮质激素类药物、肠道微生态调节剂、镇咳化痰平喘药、中成药、中药汤剂等。药学部门应根据治疗方案确定药品品种、规格、剂型、贮存量等；同时，因诊疗方案和循证医学证据随时在更新，药学部门应及时调整应急药品目录，例如有关抗病毒药物选择和用法的更新较为频繁，药学部门应协调药品生产企业和药品供应商对抗病毒药物的生产／供应进行补充，以避免因治疗药品供应不足所导致的社会恐慌和医患矛盾。还需考虑药品品种是否齐全、数量是否充足、包装是否适当、管理是否方便、供应保障是否及时等问题。

（2）保障消毒产品供应：药学部门应根据消毒防护要求正确选择消毒产品，并对消毒产品资质进行严格审核、管理，从源头保证其质量。此外，当消毒产品短缺时，药学部门应积极寻找货源，保证库存充足，但不得以非法途径采购消毒产品和防护物资。同时，还应考虑酒精等易燃易爆物品运输和储存的特殊要求，尽量选择本省产品。需要有危险品运输资质的公司使用专用的危险品运输车辆进行运输，使用足够容量的防爆柜，且保证足够的安全空间进行短期储存。

（3）及时采购体外诊断试剂：根据药监部门批准和公示的病毒核酸试剂盒生产企业、试剂盒检测标准以及检测设备的要求，药学部门应采购符合本医疗机构检测需求的、合格的试剂盒，并及时与感染疾病科和检验科沟通，根据临床筛查和诊断需求保证供应充足，以满足临床需求。

（4）应急医疗队药品物资保障：药学部门承担着应急医疗队药品和物资的供应任务，包括制定药品和物资清单、及时调拨或采购各类疫情防控物资，进行物资核对、装箱、封箱、打包和打印并张贴标识，保证质量合格，并符合飞机托运要求；同时，药学部门应积极联系有资质且经批准的物流公司，在湖北地区交通管制的情况下，在最短时间内提供并保障物资顺利送达应急医疗队，以保证其救治工作的顺利开展。

（5）遵循临床试验方案管理试验用药品：药师应积极参与COVID-19 治疗药物（如瑞德西韦、磷酸氯喹等）的临床试验，遵循试验方案对试验用药品进行管理，包括接收、发放、配制、回收、退回、销毁等，应完整记录药品使用情况，并密切关注抗病毒药物的 ADR，及时按规定记录和上报。

4. 遵循法律法规要求，落实标准操作

（1）制定应急预案和标准操作规程：根据疫情防控需要，结合本医疗机构的管理制度要求，药学部门应科学预测可能发生的风险，制定药品、物资供应和管理的应急预案，并根据工作内容和工作性质进行个体化风险评估和制定医院药学防控策略（图专题案例 2-2）[173]，并鼓励发现问题、反映问题、报告问题；应注意药库与各药房之间、药学部门与医疗机构其他部门之间的工作衔接与协调，特别关注抗病毒药物和消毒产品的贮存和使用情况，以便保障药品和物资供应。

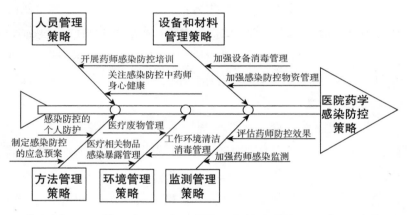

图专题案例 2-2 基于"5M1E"分析法制定应对新型冠状病毒感染的医院药学防控策略

（2）超说明书用药管理：根据疾病进展情况、药理作用机制、医院相关规定等，医师在权衡利弊后会尝试超说明书用药，如改变利巴韦林给药剂量、改变干扰素给药途径、洛匹那韦/利托那韦超适应证使用等，药师应积极配合医师，提供相应循证医学证据，汇总分析现有病例的用药情况与临床结局，归纳总结用药经验，协助医师合理用药，确保用药有效、安全[174]。

（3）遵守同情用药原则：美国在此次疫情应对中，对首例确诊患者使用尚未获批上市的在研药物瑞德西韦进行治疗并取得了明显效果，这即为依据"同情用药"原则的治疗，即对于患有严重或危及生命疾病的患者，在不能通过现有药品或入选临床试验来得到有效治疗时，可以申请在临床试验之外使用未经上市许可的试验用药物。中国《药品管理法》也采用了"同情用药制度"，规定"对正在开展临床试验的用于治疗严重危及生命且尚无有效治疗手段的疾病的药物，经医学观察可能获益，并且符合伦理原则的，经审查、知情同意后可在开展临床试验的机构内用于其他病情相同的患者"。本次疫情中，在国家卫生健康委员会发布的《新型冠状病毒肺炎诊疗方案（试行第六版）》中，利巴韦林建议与洛匹那韦/利托那韦联合应用。若 COVID-19 患者符合上述情况，可采用同情用药。

（4）药品和物资短缺预警：药品短缺是防疫工作中经常遇到的问题，如抗病毒药物短缺，药学人员应借助管理工具，根据专业知识分析判断导致短缺的原因，积极与药品生产企业和流通企业沟通、协调 [175]，保证药品供应。同时，药学部门应参考国家卫生健康委员会发布的《关于印发医疗机构短缺药品分类分级与替代使用技术指南的通知》，明确短缺药品分类分级应对措施（表专题案例 2-2），对短缺药品开展信息评估、替代药品遴选，并规范替代药品使用。当消毒产品和防护用品（如医用酒精、手消毒液等）发生短缺时，药学部门应关注药监部门发布的产品信息，及时找到符合资质的物资供应商，尽快补充，以保证一线医护人员的使用。

表专题案例 2-2　短缺药品分类分级应对措施一览表

分类情况	分级情况	应对措施			
		信息报送	库存药品使用管理	替代药品遴选	采购策略及其他措施
不可替代的临床必需药品	一级短缺二级短缺	立即上报并内部通报	限制使用,包括但不限于限定用药科室患者人群和医师处方权提高等	—	● 立即联系其他采购渠道,尽可能获取采购来源并增加采购数量 ● 及时组织相关临床科室,评估是否应当暂停或调整与短缺药品相关的临床诊疗项目 ● 实时跟踪并反馈,适当调整或增加应对措施
	三级短缺	立即上报并内部通报	在关注药品供应动态的前提下,决定是否限制使用	—	
可替代(或不可完全替代)的临床必需药品	一级短缺二级短缺	立即上报并内部通报	限制使用,包括但不限于限定用药科室患者人群和医师处方权限提高等	根据《医疗机构短缺药品分类分级与替代使用技术指南》,组织开展替代药品遴选工作	根据本机构实际情况决定是否联系其他采购渠道和(或)增加采购数量
	三级短缺	每月定期上报并内部通报	根据本机构实际情况决定是否采取限制措施		

5. 加强环境监控与消毒

（1）预留合理空间并设计送药路线：遵循药品管理相关规定，药学部门应保证和预留合理、足够的空间贮存应急药品；注意应急药品与捐赠药品应分开存放，避免混放；捐赠药品管理，参考 SARS、地震和其他重大突发事件过程中的管理经验，对相关文献进行梳理，征求相关专家指导意见，形成捐赠药品管理原则与规范管理模式（图专题案例 2-3）[176]；应保证药品贮存过程中的质量，保持日常环境卫生和消毒管理监督。另外，为了加强院内药品运送感控管理，隔离病区药品运送应由药学、院感和医务部门共同确认送药路线，由专人送至指定的病房药品接收点，并按上述防护要求，做好送药人员的个人防护工作；为了尽可能降低感染风险，发热门诊及收治COVID-19 患者的病房，一律不退药。

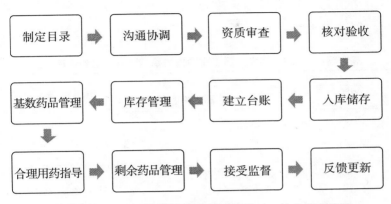

图专题案例 2-3　捐赠药品规范管理模式——综合管理流程

（2）有条件者可以配制医院手消毒液：疫情期间因生产厂家不能及时复工且交通运输受到暂时管制等原因，短期内会出现手消毒液供应短缺。药师应发挥重要的公共卫生角色，参考 WHO 公布的含醇手消毒液技术指导原则[177]，配制含醇手消毒液，进行质量检测合格后以供公共重点场所使用，做好个人手卫生。

（3）加强医院药学人员新型冠状病毒（SARS-CoV-2）感染的暴露防护：根据医务人员防护相关指南的推荐，结合新型冠状病毒肺炎（COVID-19）疫情特点和防控管理的要求，基于暴露防护的基本原则，构建 COVID-19 疫情下医院药学人员暴露防护对策[178]。对医院药学人员工作岗位实际存在的感染暴露风险进行评估，实现分层管理（表专题案例 2-3），医院药学工作岗位大部分属于低风险暴露岗位，仅个别岗位属于中、高风险暴露岗位［如发热药房、隔离病区药房、治疗药物监测（TDM）实验室技术人员]。根据不同药学岗位暴露风险级别，视工作需要配备个人防护用品，避免过度防护或防护不足。同时强化人员的感染防护培训，做好工作环境和设施的清洁消毒，严格按照标准操作规程进行操作，从而保障顺利、安全地开展药学服务。

表专题案例 2-3　药学人员工作岗位的暴露风险分层和管理要点

药学人员工作岗位	暴露风险等级（高、中、低）	相关管理要点
调剂岗位		
发热药房	高	同发热门诊管理要求
隔离病区药房	高	同隔离病区管理要求
门诊药房（含饮片调剂与煎药）	低	遵循标准预防原则，一级生物安全防护
急诊药房	中、低	落实预检分诊制度，依据医院急诊要求进行管理
住院药房	低	遵循标准预防原则，一级生物安全防护
静脉药物配置中心（PIVAS）岗位	低	遵照《静脉用药集中调配质量管理规范》按较高要求防护
临床药学岗位		
发热或隔离病区的临床药学岗位	高	同发热或隔离病区管理要求
直接接触患者的临床药学岗位	中	落实预检分诊制度，按所在科室区域和药学服务内容管理
间接接触患者的临床药学岗位	低	落实预检分诊制度，按所在科室区域和药学服务内容管理

（续表）

药学人员工作岗位	暴露风险等级 （高、中、低）	相关管理要点
实验室监测岗位	高、中	确诊和疑似患者的血药浓度检测与药物基因检测为高风险，其他患者为中风险
药品制剂与检验岗位	低	遵循标准预防原则，一级生物安全防护
药品供应与管理岗位	低	遵循标准预防原则，一级生物安全防护
院内药品配送与物流岗位	低	进入污染区的人员和设备应遵循相应的管理流程和规范

6. 加强日常数据监控与审计监督

（1）加强数据监控与上报：应对疫情防控中用量大、需求大的药品和物资（如医用酒精），药学部门应进行库存量和使用量的数据监控，实现每日上报、现场督察，运用科学方法进行预警分析，采取不同的应对措施，在平衡药品需求量和自身药库贮备能力的基础上调整库存，尽量保证 1～3 个月的储备量，以确保医疗机构药品和物资均可满足疫情防控的需求。

（2）加强质量监控：药学部门应密切关注疫情防控过程中抗病毒药物的使用，避免用药差错，保证用药合理；药学技术人员应注意收集抗病毒药物的安全信息并及时上报。

（3）接受第三方独立审计：应根据捐赠物资的相关管理规定，按照募捐方案、捐赠协议或者捐赠者意愿处理捐赠药品和物资，并接受第三方审计与监督。

四、及时总结应急管理防控策略并在国内外同行中推广

1. 牵头制定国内专家共识 药剂科研究团队在积极配合医疗团队开展救治工作的同时，还提升了药品供给风险识别与应对能力，基于"5M1E"分析法，拟定了疫情防控药品和物资储备的工作要求和特点，分别结合循证药学研究结果，提出药品、物资供应与应急管理的防控管理策略，建立一套完整的药学应急保障体系，及时总结经验撰写并发表了《新型冠状病毒感染应对：基于药品、物资供应与应急管理的防控策略》[179]，牵头制定了《新型冠状病毒感染：医院药学工作指导与防控策略专家共识》（图专题案例2-4）[170]，为国内药学同行提供参考与借鉴，也是提高医院药学服务水平的重要举措。

2. 参与制定国际抗疫药房工作指南 药剂科研究团队还注重将自身抗疫管理经验及时分享给全球药师。赵荣生教授团队参与制定并组织编译的国际药学联合会（FIP）《新型冠状病毒（2019-nCoV）暴发：适用于药师和药房工作人员的信息与试行指南》（中文版）（图专题案例2-5）[180] 在全球发布。《新型冠状病毒感染：医院药学工作指导与防控策略专家共识》[170]，同步在中国药学会和 FIP 发布。随着疫情的发展、治疗与管理经验的积累以及各方面证据的完善，赵荣生教授团队及时编译了 FIP 系列指南的中文更新版（图专题案例2-5），并同步更新了中国专家共识，做出了中国药师应有的国际贡献。

新型冠状病毒感染：
医院药学工作指导与防控策略专家共识
（第一版）

中国药学会
2020 年 2 月 6 日

新型冠状病毒感染：
医院药学工作指导与防控策略专家共识
（第二版）

中国药学会
2020 年 2 月 12 日

**图专题案例 2-4　国内专家共识——第一版和第二版《新型冠状病毒感染：
医院药学工作指导与防控策略专家共识》**

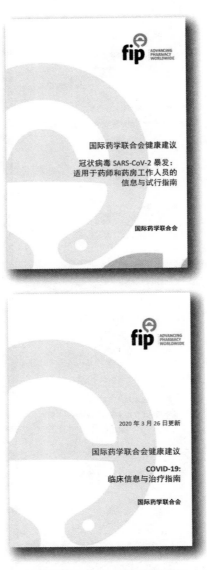

图专题案例 2-5　FIP 系列指南

（赵荣生　杨丽）

第三节　基于临床研究证据和循证评价方法建立医院药学部门临床药学信息支持决策机制

由于新冠病毒是新发病毒，其疫情具有突发性、紧急性、传染性，初期对其不了解，没有特效药物治疗方法。国家卫健委不断更新诊疗方案，对新病毒（包括发病机制、临床转归等）有一个认识过程，治疗方案很大程度上依赖于其他疾病的经验，没有安全有效的治疗新冠的药物，也没有足够的临床数据支持或反对绝大多数药物，包括瑞德西韦和羟氯喹。指南的制定依据是已经发布的科学数据和小组成员的临床专业知识。随着新冠治疗经验的不断积累和诊疗方案的不断更新，以及新发表文献的纳入，指南也会随着治疗认知的更新而更新。

一、基于循证药学证据制定临床用药指南

1. 应用国际指南制定标准方法，参与制定国际 COVID-19 临床指南　新型冠状病毒肺炎暴发以来，北京大学第三医院药剂科快速响应、集结力量，应用循证医学方法，对新型冠状病毒感染的治疗药物进行循证评价，探索最适宜的药物治疗方案；同时，遵照国际指南制定标准方法，参与制定药物治疗的国际指南。自 2020 年 1 月 29 日起，在中国药学会医院药学专业委员会的支持下，药剂科翟所迪教授代表中国药学会医院药学专业委员会受邀作为共同发起人，带领研究团队与循证医学创始人、加拿大麦克马斯特大学循证医学中心 Gordon H. Guyatt 教授的团队一起，同来自全球 6 个国家的 24 名专家与 2 名患者代表组成指南制定团队共同制定了《COVID-19 重症与非重症患者治疗的临床指南》，指南全文于 2020 年 4 月 29 日发表

于 *Canadian Medical Association Journal*[181]。

2. 国际 COVID-19 临床指南尚需更多证据支持以持续更新　该指南详细总结了当时全球 COVID-19 的药物治疗方案的循证证据，形成了抗病毒药物、激素和康复者血浆疗法用于重症和非重症 COVID-19 治疗的若干推荐意见。本部循证指南的优势在于参考严格的指南制定方法学和循证评价方法，对 COVID-19 的直接证据和间接证据进行梳理汇总，并明确了证据级别。同时，在与各国际指南针对 COVID-19 药物治疗推荐意见进行比较时，指南制定者发现当时对皮质类固醇、康复者血浆、抗病毒药物的使用仍然存在认知局限，多为极低质量证据，尚待更多严格设计的随机对照试验（RCT）去探究、证实其有效性与安全性（表专题案例 2-4）。新冠疫情临床指南的快速制定与更新，体现了对此疾病的逐渐认知过程，即临床经验以及科研数据不断积累的过程。指南将最新的、最有效的治疗方案介绍给医生，指导临床实践，为降低病死率发挥了重要作用。

二、应用循证药学方法开展药物循证评价研究

1. 应用循证药学方法开展治疗药物的循证评价并发表多篇 SCI 文章　药剂科研究团队还发表了多篇药物治疗效果系统评价文章，以协助前线医生做好基于循证基础的药学信息支持工作，促进用药安全和合理化用药。团队应用循证药学方法，对利巴韦林、氯喹、羟氯喹、阿比多尔、法匹拉韦、干扰素和洛匹那韦/利托那韦（克力芝）治疗 COVID-19 进行了系统评价，该系统评价于 6 月 3 日发表在 *Canadian Medical Association Journal*[182]，该文章研究结果最终为 COVID-19 全球指南的顺利制定提供证据支持。

表专题案例 2-4　各国际指南针对 COVID-19 药物治疗推荐意见比较

药品类别	IDSA（美国感染病学会）指南（2020/04/21）	SSC（拯救脓毒症运动）指南（2020/03/23）	世卫组织临时指导意见（WHO interim guidance, 2020/03/13）	ANZICS（澳大利亚新西兰危重病医学会）指南（2020/03/16，第一版）	NICE（英国国家卫生和临床技术优化研究所）指南（2020/04/03）	CMAJ（加拿大医学协会期刊）指南
皮质类固醇	在住院 COVID-19 患者中不推荐使用（有条件的建议，非常低的确定性证据） 在住院 COVID-19 患者中仅用于临床试验（尚无证据）	在呼吸衰竭（无 ARDS）的成人机械通气 COVID-19 患者中不推荐使用（弱推荐） 对于患有 ARDS 的使用机械通气的成人 COVID-19 患者，推荐全身使用皮质类固醇，不推荐不使用皮质类固醇（弱推荐）。	除了临床试验，不推荐常规使用	不推荐常规用于治疗急性呼吸衰竭的 COVID-19 患者。一些患者，如感染性休克，可使用皮质类固醇的适当替代临床指征。	除非患者患有其他疾病，如哮喘或慢性阻塞性肺疾病，否则不要常规使用皮质固醇。	在患有 ARDS 的严重 COVID-19 患者中不推荐使用（弱推荐） 无 ARDS 的严重 COVID-19 患者不推荐使用（弱推荐）

（续表）

药品类别	IDSA（美国感染病学会）指南（2020/04/21）	SSC（拯救脓毒症运动）指南（2020/03/23）	世卫组织临时指导意见（WHO interim guidance, 2020/03/13）	ANZICS（澳大利亚新西兰危重病医学会）指南（2020/03/16, 第一版）	NICE（英国国家卫生和临床技术优化研究所）指南（2020/04/03）	CMAJ（加拿大医学协会期刊）指南
康复者血浆	在住院COVID-19患者中仅用于临床试验（尚无证据）	重度COVID-19患者中不推荐常规使用（弱推荐）	未涉及	未涉及	未涉及	重度COVID-19患者不推荐使用（弱推荐）
抗病毒药——羟氯喹	在住院COVID-19患者中仅用于临床试验（尚无证据）	证据不足，无法推荐	未涉及	未涉及	未涉及	非重度和重度COVID-19患者不推荐使用（弱推荐）
抗病毒药——洛匹那韦/利托那韦	在住院COVID-19患者中仅用于临床试验（尚无证据）	重度COVID-19患者不使用（弱推荐）	未涉及	未涉及	未涉及	非重度和重度COVID-19患者不推荐使用（弱推荐）
抗病毒药——利巴韦林	未涉及	未涉及	未涉及	未涉及	未涉及	非重度和重度COVID-19患者不推荐使用（弱推荐）

2. 应用循证药学方法开展中药循证评价研究并出版书籍

药剂科研究团队还开展了中药循证药学评价研究，包括莲花清瘟胶囊、藿香正气口服制剂、疏风解毒胶囊、痰热清注射液、热毒宁注射液、喜炎平注射液、生脉注射液、血必净注射液、参麦注射液、参附注射液、醒脑静注射液等，研究团队参与编写出版了《新型冠状病毒肺炎常用中成药实用手册》[183]，充分发挥了中药防抗 COVID-19 的重要干预作用。中药有助于提高治愈率、降低病死率，促进恢复期人群机体康复。

三、基于人工智能技术建立医院药学部门临床药学信息支持决策机制

1. 基于人工智能的循证文献筛选系统 EBM AI-Reviewer，开展循证医学研究，支持临床药学信息决策　研究者在开展循证医学研究时，需要阅读大量医学文献，首先要从成千上万文献中筛选出几十篇有价值的文献，再做进一步数据整合分析。随着医学的发展，发表论文的数量也会越来越多，高负荷的人工阅读文献筛选工作正是开展循证医学研究的限速步骤。

针对循证医学文献阅读极其耗时费力的痛点，药剂科研究团队联合北京诺道认知医学科技有限公司，基于循证药学研究基础，采用人工智能与机器学习技术，结合多层次算法架构，成功研发了首个具有自主知识产权的智能文献筛选管理系统 EBM AI-Reviewer。此系统基于深度学习和人工智能的结合，可以实现目标文献检索没有遗漏。药师可借助该系统，从海量文献中瞬间提取有价值的信息，极大地提高了工作效率。

EBM AI-Reviewer 系统通过模拟研究者根据 PICOS* 筛选

---

* PICOs 是 Participants（研究对象）、Intervention（干预）、Control（对照）、Outcome（结局）、Study design（研究设计）的缩写。

文献的思维逻辑，对文献内的句法结构和语义关系进行分析，实现类脑的文献自动筛选 / 分类功能。目前，经过 100 余个循证研究项目、30 余万篇文献的训练与验证，该 AI 系统可确保所需目标文献筛选无遗漏，并可实现自我学习完善、课题管理、待筛文献导入、PICOS 输入联想、AI 文献筛选等一系列功能，节省研究者工作量平均可达 85%，可极大地提高循证医学研究的效率。

2. 借助智能药学知识图谱建立医院药学部门临床药学信息支持决策机制 在健康中国行动和"互联网 +"双重鼓励下，互联网医疗服务范畴不断拓展，使药学服务更规范、更标准化、更合理。北医三院与京东健康联合开发基于人工智能技术的药学知识图谱 PharmCoo（图专题案例 2-6）及智能前置审方系统，实现智能处方审核、流转，全流程可追溯，可提高药师审方效率。同时为临床辅助决策提供支持平台，目前已在京东互联网医院运行及海淀区社区医院试运行。特别是在疫情防控形势下，为减少交叉感染，方便发热患者就医，它发挥了远程医疗作用，扩大了网络就医用药目录覆盖范围，加强了线上配送能力，以满足更多患者远程配药的需求；降低日常门诊流量，防范发生院内交叉感染，确保医疗服务平稳有序开展。

（赵荣生　杨丽）

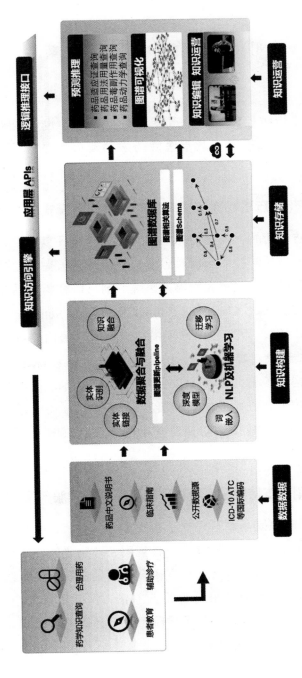

图专题案例 2-6 基于人工智能技术的药学知识图谱 PharmCoo

第四节　应用循证药学方法建立医院药学创新服务模式

新冠肺炎疫情防控的要求，改变了医疗模式，也改变了药学服务模式，为新冠肺炎救治医院药学创新探索提出了新的要求。

一、应用循证药学方法构建疫情防控时药学服务模式

药剂科在防疫药品不能断供的同时，还要兼顾日常医疗的药品需求，根据疫情防控需求以及患者合理用药需求提供必要的新型药学服务模式。北京大学第三医院药剂科研究团队系统检索 Pubmed、Embase、Cochrane Library 和 Google Scholar 等英文数据库，CNKI、万方和维普等中文数据库，国内外各药学学会官方网站以及自媒体网络，结合临床专家经验、患者意愿、各医疗机构环境背景和疫情防控时资源配置等，借助临床药学信息知识库，在治疗方案优化、患者管理、临床用药安全监测等方面，构建疫情防控时药学服务模式（图专题案例 2-7）。

二、利用合理用药支持决策系统构建住院患者药学服务模式

北京大学第三医院药剂科建立了新发重大传染病治疗药物处方审核规则和知识库，并将处方审核规则、药物之间相互作用、特殊人群用药用量调整等信息嵌入合理用药支持决策系统审核处方，减少不合理处方和降低用药差错，保障用药安全。为了减少交叉感染的风险，构建了住院患者远程医嘱审核和调配工作模式（图专题案例 2-8）。

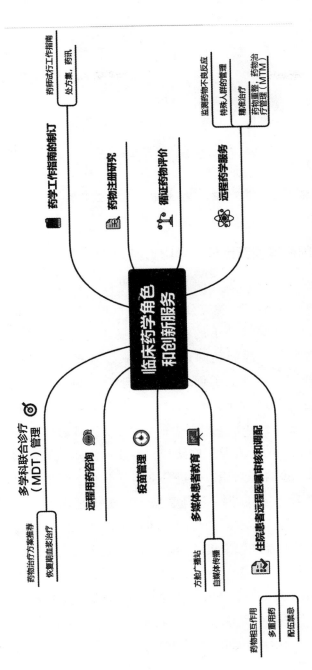

图专题案例 2-7 应用循证药学方法构建疫情防控时药学服务模式

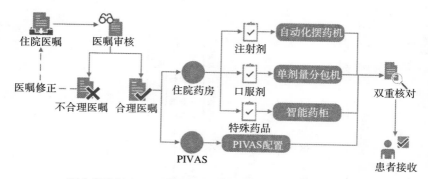

图专题案例 2-8 住院患者远程医嘱审核和调配工作模式

三、利用互联网构建创新远程药学服务模式

新冠肺炎疫情期间，为方便常见病、慢性病复诊患者的用药需求，北京大学第三医院充分发挥"互联网＋"医疗的优势，探索新冠肺炎疫情形势下的智慧药学服务模式，借助医院-社区联动管理和三医联动融合协同模式，基于临床药师角色，利用互联网平台开展了创新远程药学服务模式（图专题案例 2-9）。这有效减少了人员流动，更有效地防控新冠肺炎，阻断疫情传播。另外，"互联网＋"药学服务可为公众提供新型冠状病毒相关的个人及家庭防控、专业诊疗知识等咨询服务，科学传播抗疫科普知识，促进公众科学防疫。特别针对一些老年慢病患者，"互联网＋"药学服务可提供足不出户在线享受咨询问诊、复诊续方、购药配送的一站式"无接触"服务，大大地缓解了患者来院聚集的问题，避免交叉感染，助力疫情防控工作。

截至 2021 年 4 月 8 日，本案例中的研究团队共发表相关科研论文 42 篇（包括 6 篇 Q1 区 SCI 收录文章，影响因子合计 39.024），制定中国医院药学专家共识 1 部，参与制定和编

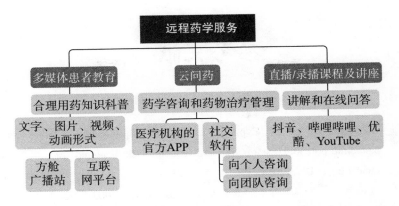

图专题案例 2-9　临床药师的创新远程药学服务模式

译国际指南 2 部。科研论文在 CNKI 中文数据库中累计下载次数达 16 625 次，经 Google Scholar 检索国外引用次数为 110 次。本案例中形成的中国专家共识和一系列指导文件被 20 多个权威学术组织或媒体发布、转发或报道。获得国家知识产权局授权的 2 项实用新型专利，已实现科研转化 600 万元。本案例充分体现了药学人员的新发重大传染病临床药学应对与决策能力，有助于协助改进医院运营管理，提高医院整体应对决策能力。

（赵荣生　杨丽）

参考文献

［1］Mccloskey B，Dar O，Zumla A，et al．Emerging infectious diseases and pandemic potential：status quo and reducing risk of global spread［J］．Lancet Infect Dis，2014，14（10）：1001-1010．

［2］人民网．让我们记住这些非典数字［EB/OL］．（2002-09-26）［2020-11-09］．http://www.peopledaily.com.cn/GB/shehui/1062/1939197.html．

［3］郝风节．从甲型H1N1流感看流行病的社会影响［J］．湖北社会科学，2009，（12）：190-192．

［4］李正全．SARS影响国民经济的短期与长期分析［J］．经济科学，2003，（03）：25-31．

［5］叶冬青．甲型H1N1流感的流行与应对［J］．中华疾病控制杂志，2009，13（03）：215-218．

［6］WHO．MERS situation update，January 2020［EB/OL］．（2020-01-01）［2020-11-10］．http://www.emro.who.int/pandemic-epidemic-diseases/mers-cov/mers-situation-update-january-2020.html．

［7］Joo H，Maskery BA，Berro AD，et al．Economic impact of the 2015 MERS outbreak on the Republic of Korea's tourism-related industries［J］．Health Secur，2019，17（2）：100-108．

［8］U.S. Centers For Disease Control and Prevention．Ebola Virus Disease Distribution Map：Cases of Ebola Virus Disease in Africa Since 1976［EB/OL］．［2020-11-05］．https://www.cdc.gov/vhf/ebola/history/distribution-map.html．

［9］U.S. Centers For Disease Control and Prevention．2018 Eastern Democratic Republic of the Congo［EB/OL］．［2020-11-05］．https://www.cdc.gov/vhf/ebola/outbreaks/drc/overview.html．

［10］Simpson DI．Zika virus infection in man［J］．Trans R Soc Trop Med

Hyg，1964，58（14）：335-338．

［11］Petersen LR，Jamieson DJ，Powers AM，et al．Zika Virus［J］．N Engl J Med，2016，374（16）：1552-1563．

［12］中国疾病预防控制中心．寨卡病毒病防控态势简报（第七期）［R］．北京：中国疾病预防控制中心，2016．

［13］WHO．Novel Coronavirus（2019-nCoV）Situation Report - 10［EB/OL］．（2020-01-30）［2020-11-05］．https://www.who.int/docs/default-source/coronaviruse/situation-reports/20200130-sitrep-10-ncov.pdf．

［14］WHO．WHO Director-General's opening remarks at the media briefing on COVID-19-11 March 2020［EB/OL］．（2020-03-11）［2020-11-05］．https://www.who.int/director-general/speeches/detail/who-director-general-s-opening-remarks-at-the-media-briefing-on-covid-19-11-march-2020．

［15］中国疾病预防控制中心．截至4月8日24时新型冠状病毒肺炎疫情最新情况［EB/OL］．（2020-04-09）［2020-11-05］．http://www.chinacdc.cn/jkzt/crb/zl/szkb_11803/jszl_11809/202004/t20200409_215861.html．

［16］WHO．WHO Coronavirus Disease（COVID-19）Dashboard［EB/OL］．［2020-11-15］．https://covid19.who.int/?gclid=Cj0KCQiA48j9BRC-ARIsAMQu3WQ1S4H6JKPOTwYwAHEVs6U-0YXZcsWmPs5eF6okp9cZstPBItjXh9caAiBeEALw_wcB．

［17］The World Bank．COVID-19 to Add as Many as 150 Million Extreme Poor by 2021［EB/OL］．（2020-10-07）［2020-11-05］．https://www.worldbank.org/en/news/press-release/2020/10/07/covid-19-to-add-as-many-as-150-million-extreme-poor-by-2021．

［18］International Labour Organization．ILO Monitor：COVID-19 and the world of work（Sixth edition）［R］．Geneva：ILO，2020．

［19］潘锋．新中国70年传染病防控成就举世瞩目——访中国科学院院士、中国疾病预防控制中心主任高福教授［J］．中国医药导报，2019，16（27）：1-6．

［20］Wang L，Wang Y，Jin S，et al．Emergence and control of infectious diseases in China［J］．Lancet，2008，372（9649）：1598-1605．

［21］Chen ZQ，Zhang GC，Gong XD，et al．Syphilis in China：results of a national surveillance programme［J］. Lancet, 2007, 369（9556）: 132-138.

［22］Yang SP, Wu JP, Ding CM, et al. Epidemiological features of and changes in incidence of infectious diseases in China in the first decade after the SARS outbreak: an observational trend study［J］. Lancet Infect Dis, 2017, 17（7）: 716-725.

［23］Su S, Wong G, Liu Y, et al. MERS in South Korea and China: a potential outbreak threat?［J］. Lancet, 2015, 385（9985）: 2349-2350.

［24］Tang K, Li Z, Li W, et al. China's Silk Road and global health［J］. Lancet, 2017, 390（10112）: 2595-2601.

［25］Wei P, Cai Z, Hua J, et al. Pains and gains from China's experiences with emerging epidemics: from SARS to H7N9［J］. Biomed Res Int, 2016, 10: PMID5717108.

［26］谭红专. 现代流行病学［M］. 2版. 北京: 人民卫生出版社, 2008.

［27］王波, 李立明. 流行病学研究进展［J］. 上海预防医学, 2016, 28（1）: 3-6.

［28］黄芳. 突发公共事件与传染病疫情网络直报管理工作的探讨［J］. 养生保健指南, 2019,（33）: 220.

［29］柯思思, 朱朝阳, 张刚, 等. 应用德尔菲法构建医院突发公共卫生事件应对能力评价指标体系［J］. 中国社会医学杂志, 2019, 36（06）: 643-646.

［30］陈运奇, 韩黎, 魏华, 等. 综合性医院应对突发公共卫生事件应急预案的体系研究［J］. 中华医院感染学杂志, 2004, 14（12）: 62-65.

［31］王志刚, 夏娴, 周霞. 军队大型综合性医院应对突发公共卫生事件的感染管理能力建设［J］. 中华医院感染学杂志, 2010, 20（17）: 2719-2720.

［32］中国疾病预防控制中心新型冠状病毒肺炎应急响应机制流行病学组. 新型冠状病毒肺炎流行病学特征分析［J］. 中华流行病学杂志, 2020, 41（2）: 145-151.

［33］索继江, 邢玉斌, 杜明梅, 等. 医院传染病实时监控及预警系统的功能设计与实现［J］. 中国医院, 2013, 17（3）: 11-13.

［34］李丽榕，吴慧强．院内传染病疫情预警系统的设计与实现［J］．中国预防医学杂志，2017，18（03）：238-239．

［35］万志远，刘勤明，叶春明，等．突发事件下的医院应急资源冗余配置优化模型研究［J］．计算机应用，2020，2（40）：1-7．

［36］Xiong W，Lv J，Li L．A survey of care and support activities of communicable disease surveillance systems at operating-level CDCs in China［J］．BMC Public Health，2010，10：704．

［37］陈明亭，杨功焕．我国疾病监测的历史与发展趋势［J］．疾病监测，2005，20（03）：113-114．

［38］杨维中，李中杰，赖圣杰，等．国家传染病自动预警系统运行状况分析［J］．中华流行病学杂志，2011，32（05）：431-435．

［39］吴萍，刘轶，杨凌．传染病报告智能化管理系统建设的实施与应用［J］．甘肃医药，2018，37（09）：843-845．

［40］王静，张越巍，王韬，等．信息化建设在医院传染病管理中的作用［J］．中华医院感染学杂志，2015，25（21）：4996-4998．

［41］张小亮，王忠民，景慎旗，等．医院传染病智能直报系统的构建［J］．中国卫生信息管理杂志，2020，17（05）：651-655．

［42］孔园园，高桂玲，张清慧，等．基于医院电子病历直推的传染病疫情报告与管理信息系统的实践［J］．疾病监测，2019，34（06）：576-580．

［43］徐兰英，李肖红，李国伟，等．2009—2017年郑州市传染病自动预警系统运行情况分析［J］．现代预防医学，2019，46（03）：527-531．

［44］刘晓雪，李帅，杨丽，等．COVID-19流行期间基于信息系统上报的27 455名发热就诊病例资料分析［J］．现代预防医学，2020，47（18）：3413-3417．

［45］徐勇，颜博秋．我国学校突发公共卫生事件现状与管理对策［J］．中国学校卫生，2013，34（05）：513-515．

［46］李骏，马倩倩，黄莹，等．西安市小学生2015—2018年传染性疾病相关症状网报监测分析［J］．中国学校卫生，2020，41（04）：624-626．

［47］Coombs WT．Ongoing Crisis Communication：Planning，Managing，and Responding［M］．5th ed．London：Sage Publications Ltd，2019：

235．

［48］戴思敏，徐志敏，张利娟，等．2015—2017年全国传染病网络直报系统血吸虫病病例报告情况分析［J］．中国血吸虫病防治杂志，2019，31（02）：121-125．

［49］李久琳，刘诗宇，张元，等．基于精细化管理的疫情上报系统研究［J］．中国卫生事业管理，2018，35（01）：12-13．

［50］孙丽萍，王翠．综合性医院传染病管理体系与防控联动机制探讨［J］．甘肃科技纵横，2018，47（12）：84-86．

［51］杨慧宁，冀超，孙小萌，等．综合性医院传染病管理体系与防控联动机制探讨［J］．中华医院感染学杂志，2017，27（08）：1863-1866．

［52］刘炫麟．论传染病防控中的疫情报告制度［J］．法律适用，2020，（5）：24-36．

［53］王宇．不明原因肺炎监测系统评价［D］．北京：中国疾病预防控制中心，2017．

［54］谢其鑫，甄苗苗，黄辉．参与式网络监测系统的国际经验及对我国的启示［J］．医学与社会，2020，33（05）：5-10．

［55］钟培松，戴依群，钱芳，等．人感染高致病性禽流感H5N1病例流行病学分析［J］．上海预防医学杂志，2007，19（03）：103-105．

［56］何益新．人感染高致病性禽流感H5N1流行病学研究进展［J］．安徽预防医学杂志，2009，15（4）：272-276．

［57］刘宇鹏，梅波，高俊峰，等．人感染高致病性禽流感的进展［J］．临床肺科杂志，2012，17（11）：2058-2059．

［58］李刚．人感染高致病性禽流感的流行与预防［J］．临床内科杂志，2010，27（5）：295-297．

［59］徐钰，高占成．人感染高致病性禽流感的诊断和治疗［J］．传染病信息，2008，（01）：10-13．

［60］中华医学会儿科学分会感染学组，国家感染性疾病医疗质量控制中心．疱疹性咽峡炎诊断及治疗专家共识（2019年版）［J］．中华儿科杂志，2019，57（03）：177-180．

［61］甲型H1N1流感诊疗方案（2009年第三版）［J］．中华危重症医学杂志（电子版），2009，2（01）：19-24．

［62］Park HC，Lee YK，Lee SH，et al．Middle East Respiratory Syndrome clinical practice guideline for hemodialysis facilities［J］．Kidney Res Clin Pract，2017，36（2）：111-116．

［63］Kim JY，Song JY，Yoon YK，et al．Middle East Respiratory Syndrome Infection Control and Prevention Guideline for Healthcare Facilities［J］．Infect Chemother，2015，47（4）：278-302．

［64］中东呼吸综合征病例诊疗方案（2015年版）［J］．中国病毒病杂志，2015，5（05）：352-354．

［65］陈黎明，张伟．埃博拉出血热［J］．传染病信息，2004，17（2）：66-67．

［66］许黎黎，张连峰．埃博拉出血热及埃博拉病毒的研究进展［J］．中国比较医学杂志，2011，21（01）：70-74．

［67］Beam EL，Schwedhelm MM，Boulter KC，et al．Ebola virus disease：clinical challenges，recognition，and management［J］．Nurs Clin North Am，2019，54（2）：169-180．

［68］Thorson AE，Foeller ME，Caluwaerts S，et al．New WHO guidelines on the management of pregnancy and breastfeeding in the context of Ebola［J］．Lancet Infect Dis，2020，20（7）：766-767．

［69］寨卡病毒病诊疗方案（2016年第1版）（节选）［J］．疑难病杂志，2016，15（03）：329．

［70］寨卡病毒病防治中国专家共识（2019年版）［J］．中华传染病杂志，2019，37（02）：65-71．

［71］张显光，戴俊，洪烨，等．黄热病与新时期的国境卫生检疫工作［J］．中国国境卫生检疫杂志，2011，34（05）：418-421．

［72］卫生部．黄热病诊断和治疗方案［J］．疑难病杂志，2008，7（9）：530．

［73］Suwardi A，Muh IP，Muh R，et al．Stability analysis and numerical simulation of SEIR model for pandemic COVID-19 spread in Indonesia［J］．Chaos Soliton Fract，2020，139：PMID110072．

［74］Hu W，Li Y，Han W．Meteorological factors and the incidence of mumps in Fujian Province，China，2005-2013：non-linear effects［J］．

Sci Total Environ, 2018, 619 (2018): 1286-1298.

[75] Liu SY, Xiao J, Xu XK. Sign prediction by motif naive Bayes model in social networks [J]. Inform Sciences, 2020, 541: 316-331.

[76] Schneider PP, van Gool CJ, Spreeuwenberg P. Using web search queries to monitor influenza like illness: an exploratory retrospective analysis, Netherlands, 2017/18 influenza season [J]. European Communicable Disease Bulletin, 2020, 25 (21): 13-22.

[77] Ali MA, Ahsan Z, Amin M. ID-Viewer: a visual analytics architecture for infectious diseases surveillance and response management in Pakistan [J]. Public Health, 2016, 134: 72-85.

[78] Azeez A, Obaromi D, Odeyemi A. Seasonality and trend forecasting of tuberculosis prevalence data in Eastern Cape, South Africa, using a hybrid model [J]. Int J Env Res Pub He, 2016, 13 (8): 757.

[79] Chimmula VKR, Zhang L. Time series forecasting of COVID-19 transmission in Canada using LSTM networks [J]. Chaos Soliton Fract, 2020, 135: PMID 109864.

[80] Yang Z, Zeng Z, Wang K. Modified SEIR and AI prediction of the epidemics trend of COVID-19 in China under public health interventions [J]. J Thorac Dis, 2020, 12 (3): 165.

[81] Holger D, Viatcheslav BM, Petr S. Optimal designs for estimating individual coefficients in polynomial regression with no intercept [J]. Stat Probabil Lett, 2020, 158: PMID 108636.

[82] Bagheri H, Tapak L, Karami M. Forecasting the monthly incidence rate of brucellosis in west of Iran using time series and data mining from 2010 to 2019 [J]. Plos One, 2020, 15 (5): 1-18.

[83] Almutiry W, Deardon R. Incorporating Contact Network Uncertainty in Individual Level Models of Infectious Disease using Approximate Bayesian Computation [J]. Int J Biostat, 2020, 16 (1): 1-17.

[84] Rogachev DP. Classification of infectious diseases based on chemiluminescent signatures of phagocytes in whole blood [J]. Artif Intell Med, 2011, 52 (3): 153-163.

［85］Wang S，Govindaraj VV．Covid-19 classification by FGCNet with deep feature fusion from graph convolutional network and convolutional neural network．［J］．Inform Fusion，2020，67：208-229．

［86］Liu N．NER-LSTM-CRF［EB/OL］．［2020-11-02］．https://github.com/liu-nlper/NER-LSTM-CRF．

［87］张洪龙，孙乔，赖圣杰，等．移动百分位数法分地区设定预警阈值对传染病预警效果的影响分析［J］．中华预防医学杂志，2014，48（04）：265-269．

［88］王胜锋，宁毅，李立明．健康医疗大数据互联互通模式的经验与挑战［J］．中华流行病学杂志，2020，41（03）：303-304．

［89］国务院．国务院发布《国家突发公共事件总体应急预案》［J］．中国公共安全，2006，3：100．

［90］中华人民共和国国家发展与改革委员会．国家发展改革委办公厅关于印发应急保障重点物资分类目录（2015年）的通知［EB/OL］．（2019-09-06）［2020-11-02］．https://www.ndrc.gov.cn/fzggw/jgsj/yxj/sjdt/201504/W020190906509018532631.pdf．

［91］张文峰．应急物资储备模式及其储备量研究［D］．北京：北京交通大学，2010．

［92］国家发展和改革委员会．关于印发公共卫生防控救治能力建设方案的通知［EB/OL］．（2020-05-09）［2020-11-08］．http://www.nhc.gov.cn/guihuaxxs/s7824/202005/09acdf4d55d648f8a4fa385b4ed1e9e4.shtml．

［93］刘渌．为预防"非典"竖起法律屏障——《突发公共卫生事件应急条例》解读［J］．现代预防医学，2003，30（5）：613-616．

［94］国务院办公厅．关于转发发展改革委卫生部突发公共卫生事件医疗救治体系建设规划的通知［EB/OL］．（2003-09-29）［2020-11-02］．http://www.nhc.gov.cn/yjb/s3581/201509/652be4c529524b7a842b47f576d3f10d.shtml．

［95］卫生部．国家突发公共卫生事件应急预案［J］．中国食品卫生杂志，2006，18（4）：366-373．

［96］国家卫生计生委员会．国家卫生计生委办公厅关于进一步加强公立医院卫生应急工作的通知［EB/OL］．（2015-08-30）［2020-11-12］．

http://www.nhc.gov.cn/yjb/s3581/201509/652be4c529524b7a842b47f576d3f10d.shtml.

［97］国家卫生计生委员会. 国家卫生计生委关于印发突发事件紧急医学救援"十三五"规划（2016-2020 年）的通知［EB/OL］.（2016-08-30）［2020-11-12］. http://www.nhc.gov.cn/yjb/s3585/201609/439e45a887384171b2c99af2bb340bed.shtml.

［98］国家卫生健康委员会. 国家卫生健康委办公厅关于印发新型冠状病毒感染的肺炎防控中常见医用防护用品使用范围指引（试行）的通知［EB/OL］.（2020-01-26）［2020-11-02］. http://www.nhc.gov.cn/xcs/zhengcwj/202001/e71c5de925a64eafbe1ce790debab5c6.shtml.

［99］卫生健康委办公厅. 国家卫生健康委办公厅关于加强疫情期间医用防护用品管理工作的通知［EB/OL］.（2020-02-29）［2020-11-02］. http://www.gov.cn/zhengce/zhengceku/2020-02/04/content_5474521.html.

［100］生态环境部办公厅. 关于做好新型冠状病毒感染的肺炎疫情防控中医疗机构辐射安全监管服务保障工作的通知［EB/OL］.（2020-02-03）［2020-11-02］. http://www.mee.gov.cn/xxgk2018/xxgk/xxgk06/202002/t20200201_761142.html.

［101］国家卫生健康委办公厅. 关于做好新型冠状病毒感染的肺炎疫情防控中放射诊疗安全监管服务保障工作的通知［EB/OL］.（2020-02-29）http://www.nhc.gov.cn/zyjks/s7788/202002/4c1c94cdf7a144ff9ff18834173112bb.shtml.

［102］国家卫生健康委办公厅. 进一步加强新冠肺炎疫情防控期间发热门诊设置管理和医疗机构实验室检测的通知［EB/OL］.（2020-03-30）［2020-11-12］.

［103］国家卫生健康委员会. 关于印发公共卫生防控救治能力建设方案的通知［EB/OL］.（2020-05-30）［2020-11-02］. http://www.nhc.gov.cn/guihuaxxs/s7824/202005/09acdf4d55d648f8a4fa385b4ed1e9e4.shtml.

［104］国家卫生健康委员会. 关于印发全国流行性感冒防控工作方案（2020年版）的通知［EB/OL］.（2020-09-28）［2020-11-02］. http://www.nhc.gov.cn/jkj/s7923/202009/e60ef78c78a841b88cb0d6923db0157f.shtml.

［105］国家卫生健康委员会. 解读《全国流行性感冒防控工作方案（2020

年版)》[EB/OL].（2020-09-29）[2020-11-02]. http://www.nhc.gov. cn/xcs/fkdt/202009/bedc0e7af8c049399ae5263504c41c4a.shtml.

[106] 王东博，尹正，陈威震，等. 我国突发公共卫生事件体系中医院感染应急管理现状[J]. 中国医院管理，2020，40（04）：8-10.

[107] 李元亨，王亦冬，赵思奇，等. 新型冠状病毒肺炎疫情防控医疗物资配置策略研究[J]. 中国医院管理，2020，40（04）：5-7.

[108] 吴国安，魏丽荣，莫嫣娉，等. 重大传染病定点救治医院医疗应急管理机制与策略[J]. 中国医院管理，2020，40（03）：1-3.

[109] 宋洁，李斌锋，吴甦. 随机模型在患者流管理中的应用研究综述[J]. 中国医院管理，2010，30（3）：31-34.

[110] 谢珊. 医院资源优化配置的应用研究及其计算机仿真[D]. 长沙：湖南大学，2011.

[111] 姜宏涛，王明刚，毛英军. 基于排队论模型的医院 MRI 设备资源配置分析[J]. 中国医学装备，2016，13（6）：101-103，104.

[112] Samiedaluie S，Verter V. The impact of specialization of hospitals on patient access to care: a queuing analysis with an application to a neurological hospital[J]. Health Care Manag Sci，2019，22（4）：709-726.

[113] Ward W，Xiao PZ. A data-driven model of an emergency department[J]. Oper Res Health Care，2017，12（5）：1-15.

[114] Zhu T，Zhang XL，Li L，et al. 2012 IEEE 19th International Conference on Industrial Engineering and Engineering Management[C]. New Jersey: IEEE，2012.

[115] Wang J，Quan S，Li J，et al. Modeling and analysis of work flow and staffing level in a computed tomography division of University of Wisconsin Medical Foundation[J]. Health Care Manag Sci，2012，15（2）：108-120.

[116] Zhong X，Li J，Ertl SM，et al. A System-theoretic approach to modeling and analysis of mammography testing process[J]. IEEE T Syst Man Cy-S，2016，46（1）：126-138.

[117] Wang JW，Li JS，Howard PK. A system model of work flow in the

patient room of hospital emergency department［J］. Health Care Manag Sci, 2013, 16（4）: 341-351.

［118］Zhang H, Best TJ, Chivu A, et al. Simulation-based optimization to improve hospital patient assignment to physicians and clinical units［J］. Health Care Manag Sci, 2020, 23（4）: 117-141.

［119］Oh C, Novotny AM, Carter PC, et al. Use of a simulation-based decision support tool to improve emergency department throughput［J］. ORHC, 2016, 9: 29-39.

［120］Song J, Qiu Y, Lin Z. Integrating optimal simulation budget allocation and genetic algorithm to find the approximate pareto patient flow distribution［J］. IEEE-T Autom Sci Eng, 2016, 13（1）: 149-159.

［121］Qiu Y, Song J, Lin Z. A simulation optimisation on the hierarchical health care delivery system patient flow based on multi-fidelity models［J］. Int J Prod Res, 2016, 54（22）: 6478-6493.

［122］朱一凡, 梅珊, 郑涛, 等. 基于 AGENT 建模的重大疾病传染仿真系统分析［J］. 系统仿真学报, 2011, 23（11）: 2505-2511.

［123］Luangkesorn KL, Wang Y, Shuman L. Modeling emergency medical response to a mass casualty incident using agent based simulation［J］. Socio Econ Plan Sci, 2012, 46（4）: 281-290.

［124］倪玉丽, 李树刚. 基于仿真分析的医疗应急人力资源配置研究［J］. 计算机仿真, 2013, 30（7）: 208-213.

［125］何国光, 李树刚. 基于系统动力学仿真的医疗资源配置［J］. 工业工程, 2016, 19（2）: 121-127.

［126］Rico F, Salari E, Centeno G. Emergency departments nurse allocation to face a pandemic influenza outbreak: 2007 Winter Simulation Conference［C］. New Jersey: IEEE, 2007.

［127］潘星明, 童海星, 项薇, 等. 不同情境下医院应急资源配置的仿真研究［J］. 北京生物医学工程, 2018, 37（6）: 624-630.

［128］韩帅. 基于应急场景的医疗应急服务系统仿真［D］. 上海: 上海交通大学, 2014.

［129］Nas S, Koyuncu M. Emergency Department Capacity Planning: A

Recurrent Neural Network and Simulation Approach [J]. Comput Math Methods Med, 2019: PMID4359719.

[130] Luo L, Li J, Xu X, et al. A data-driven hybrid three-stage framework for hospital bed allocation: a case study in a large tertiary hospital in China [J]. Comput Math Methods Med, 2019: PMID7370231.

[131] Goienetxea U, Enriqne RZ, Matias UM, et al. How can decision makers be supported in the improvement of an emergency department? A simulation, optimization and data mining approach [J]. ORHC, 2017, 15: 102-122.

[132] 丁志伟, 刘艳云, 孔京, 等. 感染人数期望值估计及新增确诊人数趋势预测的概率模型 [J]. 运筹学学报, 2020, 24 (1): 1-12.

[133] Imai N, Dorigatti I, Cori A, et al. Report 1: Estimating the potential total number of novel Coronavirus cases in Wuhan City, China [R]. Geneva: WHO Collaborating Center for Infectious Disease Modelling. 2020.

[134] Chang HJ. Estimation of basic reproduction number of the Middle East respiratory syndrome coronavirus (MERS-CoV) during the outbreak in South Korea, 2015 [J]. Biomed Eng Online, 2017, 16 (1): 79.

[135] Chowell G, Fenimore PW, Castillo-Garsow MA, et al. SARS outbreaks in Ontario, Hong Kong and Singapore: the role of diagnosis and isolation as a control mechanism [J]. J Theor Biol, 2003, 224 (1): 1-8.

[136] Zhao P, Li L, Peng H, et al. Multiple routes transmitted epidemics on multiplex networks [J]. Physics Letters A, 2014, 378 (10): 770-776.

[137] Grossmann G, Backenkoehler M, Wolf V. Importance of interaction structure and stochasticity for epidemic spreading: a COVID-19 case study [J]. medRxiv, 2020: 2020-2025.

[138] 王霞, 唐三一, 陈勇, 等. 新型冠状病毒肺炎疫情下武汉及周边地区何时复工？数据驱动的网络模型分析 [J]. 中国科学: 数学, 2020, 50 (07): 969-978.

[139] 曹盛力, 冯沛华, 时朋朋. 修正 SEIR 传染病动力学模型应用于湖北省 2019 冠状病毒病（COVID-19）疫情预测和评估 [J]. 浙江大学学

报（医学版），2020，49（02）：178-184.

［140］Nowzari C，Preciado VM，Pappas GJ. Analysis and control of epidemics：a survey of spreading processes on complex networks［J］. IEEE Contr Syst Mag，2016，36（1）：26-46.

［141］Trofimov I，Genkin A. Distributed coordinate descent for generalized linear models with regularization［J］. Pattern Recognition and Scene Analysis，2017，27（2）：349-364.

［142］Friedman JH. Stochastic gradient boosting［J］. Comput Stat Data An，2002，38（4）：367-378.

［143］Tyree S，Weinberger KQ，Agrawal K，et al. Parallel Boosted Regression Trees for Web Search Ranking：Proceedings of the 20th International Conference on World Wide Web［C］. Hyderabad：Association for Computing Machinery，2011.

［144］Chen TQ，He T. Higgs boson discovery with boosted trees：Proceedings of the 2014 International Conference on High-Energy Physics and Machine Learning - Volume 42［C］. Montreal：JMLR，2014.

［145］Pacheco GG，Batta R. Forecast-driven model for prepositioning supplies in preparation for a foreseen hurricane［J］. J Oper Res Soc，2016，67（1）：98-113.

［146］Song J，Qiu Y，Liu Z. Integrating optimal simulation budget allocation and genetic algorithm to find the approximate pareto patient flow distribution［J］. IEEE T Syst Man Cy-S，2016，13（1）：149-159.

［147］程金宝，王超，刘筠. 移动方舱CT用于新型冠状病毒肺炎检查的工作流程与实践［J］. 国际医学放射学杂志，2020，43（3）：353-355.

［148］国家卫生健康委员会. 关于进一步加强疫情期间医疗机构感染防控工作的通知［EB/OL］.（2020-03-13）［2020-11-15］. http://www.nhc.gov.cn/yzygj/s7659/202003/0c85996bb762437581e98317365fa01c.shtml.

［149］董书，徐懋，于涛，等. 全面质量管理在医院非新冠肺炎业务管理的应用探讨［J］. 中国医院管理，2020，40（4）：75-78.

［150］吴昕霞，张亚男，于涛，等. COVID-19疫情期间医用防护用品管理与应对策略［J］. 医院管理论坛，2020，37（4）：100-103.

［151］张旭东．医院视角下新发重大传染病监测预警及防控对策探讨［J］．中国医疗管理科学，2020，10（03）：29-33．

［152］郝枭雄，黄率帅，杜进兵，等．军队医院应对突发公共卫生事件应急响应机制实践与探讨——以新冠肺炎疫情为例［J］．人民军医，2021，64（01）：1-4．

［153］董书，徐懋，于涛，等．全面质量管理在医院非新冠肺炎业务管理的应用探讨［J］．中国医院管理，2020，40（04）：75-78．

［154］国家卫生健康委办公厅．国家卫生健康委办公厅关于加强重点地区重点医院发热门诊管理及医疗机构内感染防控工作的通知［EB/OL］．（2020-02-04）［2020/10/27］．http://www.nhc.gov.cn/xcs/zhengcwj/202002/485aac6af5d54788a05b3bcea5a22e34.shtml．

［155］中华人民共和国国家卫生健康委员会．WS/T311—2009 医院隔离技术规范［S］．2009．

［156］丁旭辉．优化物资管理提高医院管理水平［J］．卫生经济研究，2012，7（11）：52-53．

［157］王兴玲，程维国，邹晶．医院精细化物资管理体系构建与应用研究［J］．卫生经济研究，2019，36（3）：59-62．

［158］刘志猛，田林怀，高磊，等．应对新型冠状病毒肺炎疫情的防护物资应急保障实践与启示［J］．医疗卫生装备，2020，41（03）：69-72．

［159］谈在祥，杨海涛，孙煦．重大公共卫生事件下公立医院接受社会捐赠的法律应对［J］．医学与哲学，2020，41（08）：47-51．

［160］梁立波，赵娟，王晨，等．新型冠状病毒肺炎疫情下公立医院卫生应急管理思考［J］．中国医院管理，2020，40（03）：4-6．

［161］宋丽红，赵要军，李晨琪．新型冠状病毒肺炎疫情对河南省公立医院经济运营的影响及应对策略探讨［J］．中国医院管理，2020，40（08）：21-24．

［162］田立启，毕元广，任毅，等．新冠肺炎疫情对山东省公立医院运营的影响及对策［J］．卫生经济研究，2020，20（09）：26-28．

［163］王兴琳，单涛，蔡华，等．新冠肺炎疫情下医院运营状况调查与分析［J］．中国卫生质量管理，2020，27（4）：142-145．

［164］许栋，胡豫，丁宁，等．常态化疫情防控下公立医院运营管理难点及策略探析［J］．中国医院管理，2020，40（08）：25-28．

［165］董登姣，雷勇恒，梅路瑶．新冠肺炎疫情下公立医院财务管理探析［J］．卫生经济研究，2020，37（7）：59-61．

［166］计虹，张沛，张超．突发疫情下的医院信息化建设策略与应对实践［J］．中国卫生信息管理杂志，2020，17（04）：476-480．

［167］路旭，徐苑苑，王一博，等．区域协调视角下的区域级传染病救治中心规划设想［J］．上海城市规划，2020，2（2）：94-98．

［168］国务院办公厅．国务院办公厅关于印发全国医疗卫生服务体系规划纲要（2015-2020年）的通知［EB/OL］．（2015-03-06）［2020/11/25］．http://www.gov.cn/zhengce/content/2015-03/30/content_9560.htm．

［169］马金华，张继云．重大突发公共卫生事件冲击下我国口罩资源应急配置问题研究——以"新冠肺炎"疫情防控为例［J］．山东财经大学学报，2020，32（03）：67-80．

［170］赵荣生，杨毅恒，杨丽，等．新型冠状病毒感染：医院药学工作指导与防控策略专家共识［J］．中国药学杂志，2020，55（04）：268-277．

［171］Wang D，Hu B，Hu C，et al．Clinical characteristics of 138 hospitalized patients with 2019 novel coronavirus-infected pneumonia in Wuhan，China［J］．JAMA，2020，323（11）：1061-1069．

［172］黄惠春．药品流通物流质量HACCP体系构建应用研究［J］．物流技术，2015，34（15）：37-40．

［173］应颖秋，任振宇，石伟龙，等．基于5M1E分析法建立应对新型冠状病毒感染的医院药学防控策略［J］．中国药房，2020，31（05）：532-535．

［174］李竺蔓，郭芷君，徐峰．新发重大传染病的临床治疗药物应对：超说明书用药与同情用药［J］．药学实践杂志，2020，38（03）：207-210．

［175］闫峻峰，吴姗，于楠，等．生产/流通企业视角下四川省医疗机构药品短缺原因分析及对策研究［J］．中国药房，2019，30（10）：1307-1311．

［176］徐晓涵，杨丽，陈晨，等．新型冠状病毒肺炎疫情防控的捐赠药品管理策略［J］．中国药学杂志，2020，55（09）：700-703．

［177］王钰莹，赵丽平，曹明楠，等．世界卫生组织推荐的免洗手消毒液的配制［J］．临床药物治疗杂志，2020，18（02）：87-89．

［178］闫盈盈，袁晓宁，杨毅恒，等．医院药学人员新型冠状病毒感染的暴

露防护对策［J］. 中国药房，2020，31（05）: 523-527.

［179］杨丽，徐晓涵，陈晨，等. 新型冠状病毒感染应对：基于药品、物资供应与应急管理的防控策略［J］. 中国药房，2020，31（05）: 517-522.

［180］赵荣生，杨毅恒，杨丽，等. 冠状病毒（SARS-CoV-2）暴发：适用于药师和药房工作人员的信息与试行指南［J］. 中国药学杂志，2020，55（04）: 249-267.

［181］Ye Z，Rochwerg B，Wang Y，et al. Treatment of patients with nonsevere and severe coronavirus disease 2019：an evidence-based guideline［J］. CMAJ，2020，192（20）: 536-545.

［182］Liu W，Zhou P，Chen K，et al. Efficacy and safety of antiviral treatment for COVID-19 from evidence in studies of SARS-CoV-2 and other acute viral infections：a systematic review and meta-analysis［J］. CMAJ，2020，192（27）: e734-e744.

［183］翟华强，王燕平，杨毅恒，等. 新型冠状病毒肺炎常用中成药实用手册［M］. 北京：化学工业出版社，2020.